CÓMO RECUPERAR LA MEMORIA

© Adolfo Pérez Agustí (2018)
edicionesmasters@gmail.com

CÓMO RECUPERAR LA MEMORIA

Resulta desconcertante, en ocasiones deprimente y con frecuencia irritante, intentar recordar un dato que no llega al presente; pero cuando ese problema es frecuente puede llegar a ser grave. Si tenemos dificultad en saber, justo en ese momento, cuál es nuestro destino, es posible que el pánico nos invada y terminemos aturdidos tratando de buscar en el fondo de nuestro cerebro la información que hace poco allí estaba. Con el tiempo ese trastorno nos hará perder amigos, tendremos dificultad para efectuar nuestro trabajo, y hasta la familia dejará de delegar en nosotros responsabilidades esenciales. Sin embargo y salvo patologías cerebrales muy concretas que luego veremos, siempre existe la posibilidad de recuperar todo dato que antes haya sido guardado. Nuestra mente, nuestra memoria celular con su ADN, y ese elemento casi desconocido al que llamamos inconsciente, nada borra y todo lo guarda. El problema es que no siempre podemos rescatar los datos a voluntad. Parece como si existiera un cajón del cual hemos perdido la llave que, con frecuencia e inesperadamente, aparece ante nuestros ojos, justo donde debería estar.

Dicen que los sabios lo son por su inteligencia, pero no hay ninguna inteligencia humana que sea "superior" a la otra, y el secreto es bien sencillo: introducir selectivamente en nuestra mente solamente los datos que nos son necesarios, no más.

Si memorizamos continuamente información superflua, estúpida e innecesaria, el almacén de los recuerdos se saturará con prontitud y cuando queramos rescatar un dato no habrá manera de lograrlo, como ocurre con un disco duro fragmentado y lleno de multitud de pequeños archivos sin utilidad alguna.

El consejo es simple: no guarde en su memoria malos recuerdos, ni rencores, envidias u odios, eso distorsiona la comunicación neuronal, pues no hay nada peor que una mente ofuscada para impedir encontrar el camino y la solución correcta. Almacene solamente lo que le sea útil para ser feliz, amar y ser útil a los demás. Parece muy moralista, pero es así. Un almacén enorme es adecuado si nos sirve frecuentemente para guardar y recoger, pero desproporcionado cuando acumulamos basura hasta llegar a padecer el síndrome de Diógenes.

CAPÍTULO 1

Sobre la memoria

Memoria es la potencia del alma por medio de la cual se retiene y recuerda lo pasado, el aprendizaje, la gloria a las personas o acontecimientos, y hasta la relación de gastos hechos en una dependencia o negociado. También hablamos de memoria cuando exponemos hechos o motivos referentes a determinado asunto, y al estudio o disertación escrita sobre alguna materia.

Con frecuencia nos referimos a los dispositivos electrónicos en que se almacenan en los ordenadores la información sobre datos, y a la memoria artificial, más científicamente renombrada como mnemotécnica, un arte que procura por medio de varias reglas aumentar el poder y alcance de la memoria.

El argot popular no es tan científico y nos habla de memoria de "gallo o de grillo" para definir a quien carece de ella, y de "acudir algo a la memoria" cuando viene una cosa a la mente en ese momento. Borrarse algo de la memoria, electrónica o mentalmente, quiere decir que se han olvidado o desaparecidos algunos datos, casi igual que "caerse una cosa de la memoria", y lo contrario de "conservar la memoria de una cosa", pues ahora es que nos acordamos de algo.

Cuando "encomendamos una cosa a la memoria" es que lo hemos aprendido correctamente, cosa que no es fácil de conseguir si somos "flacos de memoria", olvidadizos. Algunas personas "hablan de memoria", que es igual que acordarse en ese momento de algo, pero como lo hacen sin reflexionar casi siempre se equivocan.

"Hacer memoria" implicar un esfuerzo para recordar, lo contrario a "pasarse una cosa de la memoria", pues ni siquiera realizamos acto alguno para recordar. "Profanar la memoria de una persona" es mucho más grave, y normalmente se hace para difamarla o calumniarla después de muerta.

Después encontramos nuevas expresiones populares, como "recorrer la memoria", cuando hacemos reflexión para acordarnos de lo que pasó; nos "refrescamos la memoria", que no tiene nada que ver con el agua si no con recordar algo que parecía olvidado; "lo tendré en la memoria o en la mente", asegurando así que no nos olvidaremos, y finalmente, "venir una cosa a la memoria", cuando algo es recordado súbitamente.

Pero la memoria depende mucho de la mente, esa potencia intelectual del alma que nos proporciona designio, pensamiento, propósito y voluntad, alentándonos en nuestra actitud o disposición mental. Calenturienta en ocasiones y excitada por los acontecimientos con demasiada frecuencia, solemos tener en la mente cosas que desearíamos apartar y otras que nunca nos gustarían olvidar. En ella se acumulan los rencores con más intensidad que el perdón o la tolerancia, la agresividad más que la bondad, y para que quede constancia de ello decimos frases muy concretas: "¡Esto no lo olvidaré nunca!" Así estamos advirtiendo que como hemos conseguido introducir los hechos en nuestro cerebro, en cualquier momento los sacaremos a relucir y obraremos en consecuencia.

Por eso en los procesos mentales hay mucha enajenación, pues cuando se nos "ofusca la mente" el cuerpo se comporta como fiel lacayo para ejecutar nuestras desordenadas y dañinas acciones, incluso contra nosotros mismos. La autodestrucción, y su consecuencia más trágica el suicidio, son la prueba de cómo un proceso mental es capaz de gobernar el resto de nuestro organismo, inocente de la alteración de una parte del cuerpo. En estos momentos es cuando nos damos cuenta de que todo depende de nuestro cerebro, y de que nada nos valen las miles de horas acudiendo a un gimnasio o cuidando nuestra alimentación, si el cerebro se empeña en arruinarlo todo.

La cultura y el modo de pensar que caracteriza a una persona, a un pueblo, a una generación, se llama mentalidad –de mente y memoria-, un sistema de pensamiento único que parece que une a las personas que habitan en un mismo lugar, haciéndoles desear y comportarse de manera similar. Eso es el esfuerzo colectivo, la unión de las personas hacia un mismo fin, todo coordinado con el pensamiento para que ni siquiera en las mentes exista la divergencia. Muchos pueblos han logrado así, ejerciendo la misma forma de pensar, grandes progresos para la Humanidad, del mismo modo que lo han conseguido millones de familias, pues parece demostrado que la unión de las mentes ocasiona grandes beneficios a todos. Después surgen inevitablemente los divergentes, la oposición, pues no existe una sola cara de la moneda, aunque si su propósito es noble mejorarán los resultados. Por desgracia, las diferentes formas de pensar que surgen hasta en las comunidades más unidas casi siempre traen problemas, discordias primero, y posteriormente peleas y dolor. La memoria del pasado, no siempre sirve de escarmiento.

Por eso los grupos de presión o concienciación intentan mentalizar a las gentes, inculcándoles sus propias ideas para que las hagan suyas, con lo cual ya no es el pensamiento individual lo que prima, sino el de los dirigentes. Muchos se adornan con frases que hablan de libertad, independencia y felicidad, pero realmente están sometiendo la forma de pensar de la mayoría para llevarles a su, casi siempre, pensamiento erróneo. Eso se llama vulgarmente "lavado de cerebro", término que describe perfectamente lo que significa, que no es otra cosa que la ocupación de nuestra mente por los pensamientos de otra persona. Mentalizando a las personas hacen que un individuo o grupo humano tome conciencia de un hecho, problema, situación, etc., de modo que se incline a darle una determinada respuesta teórica o práctica. Y de eso saben mucho los políticos, pues son capaces de organizar una persecución contra los disidentes solamente mediante el sencillo sistema de mentalizar al resto de la población en su contra. No hay nada que convenza más que un líder, especialmente aquellos que emplean la violencia para anular al opositor, pues de este modo consiguen resultados más rápidos y contundentes que con el diálogo y la bondad.

Y por este camino llevamos a la enajenación mental, denominada también como locura, desvarío, y que describe la alteración de las facultades mentales de un individuo que le incapacita total o parcialmente para actuar jurídicamente y para ser considerado como autor de un delito.

Para refrescar la memoria están los libros, las grabaciones audiovisuales, y los archivos y bibliotecas, lo que deja bien claro que la memoria humana es limitada y frágil. Sin ayuda externa, poco podemos hacer.

Distorsiones de la memoria

La visión tradicional de la memoria, y la que persiste entre la mayoría de nosotros, es que se trata de algo así como un depósito de películas en el disco duro de un ordenador; pero este es un concepto falso de la memoria, y responde de forma análoga al modelo de una cámara de vídeo simple.

En esta visión tradicional, el cerebro registra los acontecimientos de modo preciso y completo, y en el caso de que tengamos problemas para recordar, es porque no podemos encontrar el archivo de la película adecuado (o realmente no queremos), o porque el disco duro se ha dañado de alguna manera. Se cree que incluso si los recuerdos estaban realmente grabados con anterioridad podrían ser olvidados, o podrían desvanecerse de manera que ya no están claros ni vivos. Sin embargo, sería difícil explicar cómo la gente puede tener recuerdos que parecen claros y vivos al mismo tiempo que erróneos. Sin embargo, eso ocurre, y no es infrecuente.

Es raro tener una prueba de lo que realmente ocurrió tiempo atrás, por lo que en la mayoría de los casos nunca se sabe cómo han sido nuestras vivencias en realidad. Sin embargo, se han realizado ya numerosos experimentos sobre la distorsión de la memoria, comprobándose que los recuerdos realmente se almacenaron mal, no porque se hayan dañado.

Un ejemplo claro fue el "escándalo Watergate" referente a un caso político entre republicanos y demócratas que afectó al presidente Richard Nixon. Una persona llamada John Dean, asesor de la Casa Blanca de Nixon, quien decía tener una memoria extraordinaria, testificó en las audiencias celebradas por el Senado de los Estados Unidos. En su testimonio, Dean recordó conversaciones incriminatorias contra Nixon y otros directores con tanto detalle que llegó a ser conocido como la "grabadora humana". Un psicólogo hizo las comprobaciones y reconoció que la memoria de Dean se aproximaba más a la de un novelista histórico que a una grabadora. No conseguía diferenciar entre imaginación y realidad.

Mentir de manera creíble solamente consiste en proporcionar muchos datos, así que tengan cuidado con no confundirse a la hora de recordar los hechos pasados. Hay numerosos casos de distorsiones de la memoria, especialmente en hechos dolorosos, en los cuales la realidad no es como se recuerda ni relata, y no es porque existan deseos de mentir, es que se recuerda mal. Y eso también se detecta en las vivencias románticas del pasado, tan alejadas de la realidad que condicionan con demasiada frecuencia el presente.

Las distorsiones de la memoria se producen en la vida de todos. Pensemos, por ejemplo, acerca de una negociación comercial. Las diversas partes en la negociación hablan varias veces en el transcurso de algunos días, y seguramente están seguros de recordar tanto lo que se ha dicho, como lo escuchado. En la construcción de la memoria, sin embargo, no es lo que dijimos, sino que predomina lo que se comunica, aquello que los demás participantes en el proceso de interpretar han captado del mensaje, y por último, lo que recuerdan sobre esas interpretaciones. Es toda una cadena, por lo que la gente a menudo está en desacuerdo en su recuerdo de los acontecimientos. Es por eso que cuando están teniendo conversaciones importantes, los abogados toman notas. Aunque esto no elimina la posibilidad de fallos de memoria, sí los minimizan. Desafortunadamente, como casi nadie va por la vida tomando notas en todas sus interacciones interpersonales, lo más probable es que luego recordemos mal.

Hoy en día los psicólogos reconocen que aunque la gente tenga un buen recuerdo de la esencia general de los acontecimientos, todos tenemos problemas para los detalles. Por otra parte, cuando intentamos conocer los detalles no recordados, incluso personas bien intencionadas que hacen un esfuerzo sincero para ser precisos, intentarán sin querer e inconscientemente completar los detalles al decir las cosas, especialmente cuando hay expectativas, deseos, conocimientos previos y creencias.

Y, por último, las personas creen en los recuerdos que componen sus vidas. Y así, y como no podemos ir por la vida tomando notas, debemos ser consciente de que los detalles de las escenas e incidentes que recordamos, a pesar de que parecen reales, son a menudo sesgados.

Características de la memoria

Los seres vivos en general tienen capacidad para registrar, conservar y evocar experiencias, aunque básicamente existen dos zonas o tipos de memoria: la *anterógrada* que recuerda los hechos y aprendizajes pasados, y la memoria *retrógrada* que se encarga de recordar los hechos recientes y que sirve igualmente para el aprendizaje.

Una vez que se ha realizado el proceso de almacenamiento, la recuperación de la información en el cerebro realmente no proviene de este órgano, pues se cree que apenas si almacena un diez por ciento de los datos existentes. La mayor base de los datos está en el intestino delgado en particular y el resto en el cuerpo. El cerebro procesa y discrimina, selecciona para dar coherencia al aprendizaje y el pensamiento, distinguiéndose cuatro tipos de recuerdo: reintegración, reproducción, reconocimiento, y reaprendizaje.

1.   La *reintegración* supone la reconstrucción de sucesos o hechos sobre la base de estímulos parciales, que sirven como recordatorios. Es restituir o satisfacer íntegramente una cosa.

2.   La *reproducción* es la recuperación activa y sin ayuda de algún elemento de la experiencia pasada, como por ejemplo un libro. Es volver a producir de nuevo, a hacer presente lo que antes se dijo y alegó.

3.   El *reconocimiento* se refiere a la capacidad de identificar estímulos previamente conocidos, a comprender o rectificar el juicio antes formado sobre una cosa.

4.   Y el *reaprendizaje* muestra los efectos de la memoria: la materia conocida es más fácil de aprender una segunda vez que si no lo fuera. Esto confirma la utilidad de volver a repasar los textos ya memorizados con anterioridad, pues refuerza sensiblemente la facilidad para afianzarlos.

Memoria selectiva

La memoria funciona como un proceso de almacenamiento y recuperación de la información en el cerebro, por lo que es básica en el aprendizaje y en el pensamiento, aunque no imprescindible. Sabemos que la memoria de los ancianos es muy selectiva, mostrando gran habilidad por recordar hechos diversos del pasado con gran precisión. Esto nos debería llevar a emplearlos para labores en los cuales estas habilidades fueran necesarias, como historiadores, bibliotecarios o filósofos, pues los acontecimientos actuales no bloquearán nunca en su memoria los hechos anteriores.

Los niños, por el contrario, muestran una capacidad de almacenamiento muy intensa, razón por la cual pueden asimilar rápidamente cualquier materia, aunque se muestran torpes para recordar hechos superiores a un año, salvo que hayan sido muy intensos.

Ello nos lleva a considerar que la capacidad de almacenamiento de datos en nuestro cerebro es ilimitada y que no se deteriora con los años, especialmente en cuanto a los conocimientos artísticos. Las materias académicas exactas, como las matemáticas o la geometría, se olvidan con mayor facilidad y existen más problemas para seguir avanzando en su aprendizaje. Sin embargo, la historia nos muestra a miles de artistas (pintores, escritores o músicos) que fueron capaces de llegar a la genialidad a edades en las cuales la mayoría de las personas están jubiladas. Por ello, cuando una persona quiera potenciar sus cualidades mentales deberá compaginar su profesión actual con una faceta artística, buscando siempre la creatividad y la innovación, verdadera fuente del poder mental.

Olvidar

Olvidar es dejar de tener en la memoria lo que se tenía o debía tener en cuenta. Se olvidan las cosas, a las personas, las fechas y, con más frecuencia, los libros de textos aprendidos en la niñez. No se olvidan, por el contrario, aquellas cosas que nos han hecho felices o infelices, el hambre pasada, el miedo a las personas o cosas, ni el nombre de nuestro lugar de nacimiento.

La gente, con su argot peculiar, emplea con frecuencia esta palabra para fines diversos, como cuando dicen "está olvidado", para indicarnos que no nos preocupa ya o que no tenemos rencor almacenado. Otras veces exigimos a las personas que nos olviden, como cuando gritamos, ¡olvídame! y lo recalcamos con un ¡déjame en paz!

Habitualmente, se han dado cuatro explicaciones para el olvido:

1.   Las *huellas mnémicas*, aquellas que emplean técnicas para recordar y que suponen el método por medio del cual se forma una memoria artificial, se van borrando de modo natural a lo largo del tiempo como resultado de procesos orgánicos que tienen lugar en el sistema nervioso. Es como el proceso de borrar archivos perdidos y sin utilidad en un ordenador.

2.   La memoria se va distorsionando progresivamente o modificando con el tiempo, por lo que algunas bases de datos se pierden.

3.   El nuevo aprendizaje interfiere o reemplaza al antiguo, fenómeno que se conoce como *inhibición retroactiva*. En este caso el problema está en el acceso a los datos antiguos y no en la supuesta desaparición.

4.   La represión de ciertas experiencias indeseables para el individuo causa el olvido de éstas y sus contextos. Esto frecuentemente no es real y para ello se cuenta con el inconsciente, posiblemente el mejor reservorio de la información humana.

Cuando perdemos la memoria nos descuidamos de una cosa que se debía tener presente, que es casi igual que "echar en olvido", todo lo contrario a "no tener en olvido a una persona o cosa" lo que supone asegurar que lo tenemos presente. Otras personas emplean frases de "¡olvídame que no es mi santo!" para que les dejemos en paz, "te recuerdo que no lo puedes olvidar", un contrasentido ciertamente gracioso, o también "olvídame y pega la vuelta", con lo cual damos por terminada una conversación o relación.

El fenómeno del olvido, a lo largo del tiempo, ha sido objeto de estudio por parte de los psicólogos, quienes dicen que normalmente hay primero un olvido rápido, al que sigue una pérdida más suave y profunda de los acontecimientos y las personas. Cuando un ser querido se ha muerto, la gente se horroriza de sí mismos al afirmar que ni siquiera recuerdan ya la cara del difunto, lo que está al borde del olvido incluso afectivo.

Pérdida de la memoria

La memoria puede verse afectada tanto en la cantidad como en la calidad, y no siempre es fácil determinar quién tiene problemas reales de memoria. Posiblemente, los seres humanos tenemos la facilidad para mantener olvidados o escondidos pasajes o elementos de la vida que no nos interesan, mientras que nos es fácil recordar aquello que nos hace feliz o, paradójicamente, nos proporciona miedo. Los ancianos, por ejemplo, mantienen una memoria pasada extraordinaria y son capaces de recordar hechos que creían olvidados. Los niños, por el contrario, apenas recuerdan los años de su extrema niñez, cuando apenas eran unos bebés, pero son capaces de recordar multitud de datos que acaban de asimilar.

Como trastornos destacan la hiperamnesia o fuga de ideas, en la que se produce una evocación exagerada de los recuerdos que nos torturan, y los diversos tipos de amnesia que nos produce incapacidad para recordar hechos recientes. También se consideran trastornos los problemas para evocar acontecimientos lejanos relativamente importantes. Las ausencias momentáneas, como olvidarnos de lo que hemos venido a hacer, de la calle donde vivimos y, con más frecuencia, el lugar donde hemos aparcado nuestro vehículo, no son problemas reales de la memoria, pues posiblemente se deban a saturación de información.

Entre los trastornos cualitativos de la memoria cabe citar la paramnesia o los recuerdos extraños, aquellos que la persona manifiesta como ya vividos o, al contrario, nunca vistos, así como la fabulación, en el cual se recuerdan como reales ciertos hechos que posiblemente solamente sean ensoñaciones.

Los trastornos de la memoria físicos están originados por causas diversas, entre ellas: envejecimiento, falta de concentración, distracción, trastornos circulatorios o neuronales.

Edad y memoria

Una de las quejas más comunes en la práctica clínica en geriatría es la pérdida de memoria. Desafortunadamente, se considera como una parte normal del envejecimiento y por ello no se pone un tratamiento eficaz; pero las personas afectadas comienzan a descubrir que no pueden traer a la mente los nombres, lugares, y cosas tan fácilmente como solían ser capaces de hacer y se preocupan de que estén enfrentados al inicio de la demencia.

"Olvido benigno" es el nombre que damos a un proceso que se considera como normal en el envejecimiento en el que un recuerdo permanece intacto, pero nuestra capacidad de recuperarlo se convierte temporalmente en un problema. Por lo general, tratamos de describir el nombre o algo que no podemos recordar y cuando alguien lo nombra por nosotros, al instante recordamos la palabra que queríamos. Mientras esto no interfiera significativamente con el funcionamiento normal, no hay aumento del riesgo de progresión de la demencia. Sin embargo, el truco consiste en evaluar lo que es y no es "apropiado para la edad." Las pruebas formales a veces son necesarias en casos ambiguos, pero es solamente un estudio, nada preocupante. Los pacientes mayores de 50 que presentan inicialmente lo que se considera ser olvidos benignos, sólo tenía una oportunidad del 9% de progresar a una demencia. Desafortunadamente, los casos en los cuales la pérdida de memoria afecta a la interrelación personal, conllevan un mayor riesgo de progresión de la demencia.

Otra razón por la cual las personas suelen tener problemas para recordar las cosas, es porque la memoria es una función ligada a la concentración. Lo que significa que cuando efectuamos una multi-tarea tendemos a olvidar más fácilmente. ¿Alguna vez ha entrado en una habitación sólo para olvidar por qué entró? Lo más probable es que lo recordaría si no estuviera simultáneamente planificando la cena para esa noche y tratando de recordar el número de teléfono de la persona que acaba de dejar un mensaje. Esto también explica por qué las personas que sufren de depresión o ansiedad tienen más dificultades para recordar cosas: ambas condiciones interfieren sustancialmente con la capacidad de concentración.

La fuerza de una memoria también está determinada por el estado emocional que acompañó el evento original. Las emociones, negativas o positivas, tienden a integrar los acontecimientos en nuestra memoria como un cincel esculpe líneas en piedra. Un arma de doble filo para las personas que sufren de trastorno de estrés postraumático.

A pesar de que estamos moldeados por nuestra comprensión del pasado, gran parte de lo que nuestras mentes eligen recordar está fuera de nuestro control.

Disminuir el riesgo

Aquí hay tres cosas que se pueden hacer que se hademostrado en estudios para disminuir el riesgo de deterioro mental con la edad:

Ejercite el cuerpo

La evidencia sugiere que esto no sólo retarda el deterioro de la memoria relacionado con la edad, sino que reduce el riesgo de desarrollar demencia. Ni siquiera tiene que ser un ejercicio vigoroso. Aunque caminar en una actividad saludable, es mejor otras que involucren la concentración, como el Tai chi, artes marciales, baile…

Ejercite su mente

También sugiere que el hacer cosas que obligan a trabajar a la mente, puede retrasar o prevenir la pérdida de memoria. La solución de problemas matemáticos, ayudar a los pequeños a estudiar, aprender a realizar manualidades, o incluso leer, todo requiere un esfuerzo que activa la mente.

Si la mente es de hecho como un músculo (y la investigación insiste en validar este hecho), entonces la memoria puede muy bien ser como el tono muscular: cuanto más se usa la mente, puede llegar a ser más fuerte.

CAPÍTULO 2

Anatomía cerebral

El cerebro de los vertebrados es una parte del sistema nervioso central y se encuentra situado dentro del cráneo. Suele pesar 1,3 kg en los adultos, y esta masa de tejido grisrosáceo está compuesta por unos 10 billones de neuronas, conectadas unas con otras y responsables del control de todas las funciones mentales. No hay, por tanto, ninguna máquina inventada por el hombre que sea capaz de realizar tantas y tan complejas funciones en tan poco espacio de tiempo.

Además de las **células nerviosas**, el cerebro contiene, entre otros, vasos sanguíneos y órganos secretores, disponiendo de una capacidad hasta ahora desconocida para regenerarse. En el cerebro se controlan los movimientos y el sueño, además de existir un mecanismo autónomo que nos controla el hambre y la sed, sistema que es deficiente en los niños y los ancianos. En estos casos y en aquellos en los cuales hay patologías del comportamiento o las costumbres, el reflejo de la supervivencia pueda estar deteriorado aún cuando existan necesidades urgentes por cubrir, como es en el caso de la anorexia nerviosa o la inmolación voluntaria. Por eso las emociones humanas como el amor, el odio, el miedo, la ira, la alegría y la tristeza, que deberían estar controladas por el cerebro al menos para que no comprometan la vida, pueden quedar bloqueadas y degenerar una enfermedad.

Existen, afortunadamente, ciertos mecanismos reflejos, totalmente autónomos, que funcionan casi siempre a la perfección, como por ejemplo:

1.   Caerse al suelo desmayados cuando hay una bajada brusca de la tensión arterial que impide el adecuado suministro de oxígeno. El cerebro bloquea todo el sistema muscular para que la persona caiga y la sangre llegue con mayor facilidad a todos los rincones. Por eso nunca es conveniente levantar a una persona desmayada por una lipotimia.

2.   Si alguien trata de golpearnos en los genitales o en la cabeza, existe igualmente un mecanismo de defensa reflejo que nos hace protegernos con las manos. Este mecanismo puede ser utilizado por las artes marciales y potenciarse de manera mucho más eficaz, pues la repetición de un movimiento cientos de veces origina una nueva memoria refleja.

3.   Tratar de agarrarnos a algo sólido cuando presentimos que nos caemos, tal y como se comprueba en los recién nacidos, es otro de los sistemas autónomos de supervivencia. En el mismo sentido funciona el reflejo prensil, tan eficaz en los niños pequeños y tan sólido.

4.   El reflejo natural para la lactancia, así como ponernos instantáneamente la mano en la zona dolorida cuando hemos sido golpeados, y retirar bruscamente el cuerpo cuando notamos dolor por una quemadura, son otros de los muchos sistemas reflejos que nos garantizan la supervivencia.

El cerebro está dividido en tres partes distintas, pero conectadas: la corteza cerebral, el cerebelo y el tronco cerebral; en este último están englobadas todas las estructuras contenidas entre el cerebro y la médula espinal. Una pieza tan vital debía estar protegida por un elemento sumamente sólido, misión que cumple adecuadamente el cráneo, situado en posición anterior respecto a la columna vertebral. Allí está encerrado y protegido el cerebro, cubierto por tres membranas denominadas **meninges**, proporcionando además un lugar de fijación a los músculos de la cara y de la boca. Pero no solamente el cráneo es quién protege al cerebro de las agresiones, pues internamente existen mecanismos que bloquean la llegada de elementos que le pudieran dañar. La mayoría de las sustancias que circulan en sangre no llegan al cerebro gracias a numerosos y pequeños filtros que impiden la excesiva permeabilidad de los tejidos de acceso. Esta barrera hematoencefálica es sumamente eficaz contra la mayoría de los medicamentos y aminoácidos, aunque es muy sensible al amoníaco, alcohol y ciertas drogas.

Su parte externa, la **duramadre**, es dura, fibrosa y brillante, adherida a los huesos del cráneo, con prolongaciones que mantienen en su lugar a las distintas partes del encéfalo, albergando los senos venosos.

La corteza cerebral está dividida por una fisura longitudinal (denominada fontanelas hasta los 18 meses de edad, y que al llegar a edad adulta formarán las **suturas**). Después de ese lapso suelen fusionarse, y así permanecerán durante toda la vida adulta de un ser humano, llegando a pesar los hemisferios cerebrales casi el 85% del peso cerebral, transmitiéndose la información de un hemisferio a otro mediante el **cuerpo calloso**. Esta gran proporción con respecto a otras especies, pudiera explicar el nivel superior de inteligencia del hombre.

El **líquido cefalorraquídeo** circula en el interior de los ventrículos y rodea también a la médula espinal, cumpliendo la función de proteger la parte interna del cerebro de los cambios bruscos de presión y para transportar sustancias químicas.

La **sustancia gris** (materia gris) es una capa superficial de cada hemisferio, en la zona externa, de unos 2 ó 3 mm de espesor, que está compuesta por capas de células carentes de vaina de mielina, que cubren la sustancia blanca y no trasmite impulsos nerviosos. La corteza cerebral es el manto del tejido nervioso, y esas redes neuronales cuando se observan al microscopio se ven como materia gris.

El **cerebelo**, que se encuentra en la parte posterior del cráneo, está igualmente compuesto de sustancia gris con células sin mielina en la parte exterior y de sustancia blanca con células de mielina en el interior. Consta de dos hemisferios conectados por fibras blancas, tres de ellas denominadas pedúnculos cerebelosos que sirven para conectar el cerebelo con otras partes del cerebro. El cerebelo, a su vez, está unido con el mesencéfalo, con el bulbo raquídeo y con la médula.

La función del cerebelo es esencial para coordinar los movimientos del cuerpo, actuando reflejamente en la coordinación y el mantenimiento del equilibrio, así como en el tono muscular voluntario, la postura y el equilibrio. Es esta la parte de nuestro cerebro que más trabajamos para mejorar nuestras capacidades motoras y musculares.

En el **tálamo** se reciben las señales sensoriales y las señales motoras de salida que pasan hacia y desde la corteza cerebral, salvo las olfativas. Igualmente importante es la función del **hipotálamo**, pues regula o influye de forma directa en el control de muchas de las actividades vitales del organismo, entre ellas la de comer, beber, regular la temperatura, dormir, el comportamiento afectivo y la actividad sexual.

La información visual y la auditiva llegan al **mesencéfalo**, mientras que la materia gris se localiza alrededor del canal central, lo mismo que la sustancia negra portadora de dopamina, sustancia decisiva en el control del dolor.

El **bulbo raquídeo,** situado entre la médula espinal y la protuberancia, es una extensión de la médula espinal y origen de una importante red de células nerviosas, además de conducir los impulsos entre la médula espinal y el cerebro. Interviene en el control de las funciones cardiacas, vasoconstrictoras y respiratorias, así como en otras actividades reflejas, incluido el vómito.

Una zona cerebral que interviene decisivamente en el comportamiento es el **sistema límbico**, realmente formado por el tálamo, hipotálamo, hipocampo y amígdala, entre otros, todas integradas y unidas para desarrollar el comportamiento, las emociones, el control del estrés, la memoria y los recuerdos. En esta zona es donde actúa la aromaterapia, lo que explica su potente acción sobre el humor.

El alimento del cerebro es sencillo pero vital, y está basado esencialmente en el suministro continuado de glucosa y oxígeno, ambos procedentes de la sangre arterial. En situaciones de déficit general, el organismo hace una selección prioritaria y suministra las pocas reservas existentes al cerebro, privando al resto del cuerpo de estos elementos. Con ello trata de asegurar la supervivencia del organismo, del mismo modo que nos obliga a comer y a dormir cuando estas reservas bajan. El sueño es, pues, una de las defensas básicas que tiene el cerebro para regenerarse, dependiendo toda nuestra salud de que el sueño sea lo suficientemente reparador.

Hemisferios cerebrales

El cerebro es la parte corporal más desconocida y, sin embargo, la más vulnerable. A pesar de que la naturaleza le ha situado debidamente protegido dentro del cráneo y que cuenta, además, con una barrera que impide que lleguen tóxicos a través de la sangre, la facilidad que con la cual podemos alterar todas las funciones corporales mediante la manipulación de las funciones cerebrales es muy alta.
Los dos hemisferios cerebrales, el izquierdo y el derecho, tienen autonomía propia y cada uno funciones diferenciadas. Sería el equivalente a otras partes corporales que también tenemos por parejas, las cuales cumplen funciones similares y

se pueden ayudar una a la otra, pero tienen capacidades sensitivas muy diferentes hasta el punto en que el desequilibrio de una zona altera el equilibrio de la otra y la excesiva actividad de un lado afectará a la actividad del otro.

El **hemisferio izquierdo** parece ser la parte más activa, quizá la más vital, y entre sus funciones demostradas pudiera estar la del lenguaje, en el sentido de codificar la información que le llega y transformarlas en sonidos que tengan un significado o utilidad.

El **hemisferio derecho** sería la parte intuitiva e instintiva, la que nos aproxima más a nuestra condición de animales o simplemente seres vivos. No trabaja con el razonamiento ni emplea el aprendizaje memorístico como forma de adaptarse, pues su instinto debe ser suficiente para resolver todos los problemas. Pudiera ser, por tanto, que mientras que el hemisferio izquierdo está más desarrollado en las personas con aptitudes para las matemáticas y ciencias exactas, el derecho sería la parte más activa en los artistas, los filósofos y los que se adaptan mejor a la naturaleza.

La cuestión más controvertida está centrada en si normalmente utilizamos ambos hemisferios de manera simultánea o esto requiere entrenamiento o la ayuda de alguna máquina. Por lo que ya se ha podido averiguar, cuando un hemisferio está trabajando el otro se encuentra parcialmente bloqueado, siendo muy difícil que ambos puedan ejercer al mismo tiempo dado que, en principio, tienen propiedades y aptitudes diferentes. Pero, ¿qué ocurriría si lográsemos utilizar de manera simultánea ambos hemisferios? ¿Los grandes genios de la humanidad pudieran ser personas que de manera consciente o inconsciente han conseguido trabajar ambas zonas al unísono?

Esta facultad se denomina como Hipersincronía y parece ser que ni los grandes inventores, ni mucho menos los grandes físicos y matemáticos, son personas que hayan conseguido entrar en este estado de la mente tan potente. Esta facultad parece estar reservada a los grandes pensadores, filósofos y divulgadores de religiones o misticismos. Según dicen, aunque ahora ya es imposible demostrarlo, Jesucristo, Mahoma o Buda y quizá Platón, fueron algunos de los privilegiados que lograron entran en este estado unificado de la mente,

Los dos hemisferios de la corteza cerebral suelen funcionar en conjunto en las labores de supervivencia, aunque cada uno con funciones propias. Cuando existe alguna lesión en la zona izquierda las facultades motrices quedan mucho más afectadas que si se dan en la derecha, lugar con menor preponderancia en las funciones corporales.

Las células nerviosas, las neuronas, poseen un neurotransmisor diferente que las relacionan con otras células y por eso encontramos serotonina, noradrenalina y acetilcolina, manteniéndose así la temperatura corporal, el metabolismo y el sueño reparador. Posiblemente las enfermedades psíquicas tengan alguna relación con estas sustancias vitales y sobre ellas es donde actúan numerosos medicamentos para el comportamiento humano.

No hay diferencias anatómicas

Ya sabemos ahora que un deficiente psíquico puede tener un cerebro de mayor tamaño que el de un genio y que el cerebro analizado de personas destacadas o influyentes no ha demostrado poseer en su interior características diferenciales con el resto. Por eso es más fácil creer que el grado de inteligencia está determinado por la genética y por el deseo de superación, la constancia y la innovación. Para los científicos, sin embargo, el grado de inteligencia está determinado por el número y tipo de neuronas en funcionamiento y cómo están conectadas unas con otras.

Nuestros sentidos

El área frontal de la corteza cerebral es la parte que más nos interesa cuidar, pues interviene en el conocimiento, la inteligencia y la memoria, al menos si queremos potenciar nuestras cualidades mentales. Ya sabemos que los estímulos pueden proceder de cualquiera de los cinco sentidos corporales orgánicos, además de otros que son captados por los sentidos sutiles, denominados como sexto sentido, presentimientos, perspicacia, intuición, o percepción.

Cuando la información nos llega por la vista, la imagen es captada simultáneamente por la memoria para que sea guardada, aparentemente de modo pasajero. Aunque pensemos que hay cosas o visiones que han quedado más firmemente impregnadas en nuestra retina y por tanto almacenadas de forma indeleble en nuestra memoria, lo cierto es que toda la información, por superflua que sea, queda archivada. Si la impresión ha involucrado a otros sentidos o sentimientos, la imagen será recordada en cualquier circunstancia y momento. Esta es una de las razones por las cuales con frecuencia algo que acabamos de ver nos recuerda algo impreciso, aunque no sepamos explicar el qué ni cuándo vimos esa imagen en el pasado.

CAPÍTULO 3

Inteligencia o memoria

Para dejar de especular con la mayor o menor inteligencia de cada sexo o el tamaño de su cerebro como determinante, es interesante destacar que el tamaño del cerebro no determina el grado de inteligencia de una persona. Aunque los animales poseen un tamaño cerebral inferior al de los humanos en relación con su peso corporal, ello no indica que a mayor tamaño más inteligencia.

Por inteligencia se entiende, erróneamente, la capacidad de adquirir cultura o memorizar los conocimientos de otra persona mediante los libros, la palabra o el ejemplo. Por eso tendemos a considerar más inteligente a un médico que a un albañil, aún cuando ambos sean totalmente hábiles en sus respectivos trabajos. Asociamos los años de estudio y la importancia laboral de su trabajo con su inteligencia, cuando la única diferencia entre ambos, intelectualmente hablando, es el resultado final de su aprendizaje. Se puede alegar que el trabajo de un médico es mucho más complejo y delicado que el de un albañil, olvidando que si el albañil efectúa mal su trabajo el edificio se caerá causando muchas muertes, lo mismo que si el médico se equivoca reiteradamente en sus tratamientos. Ambos, con los años perfeccionan su trabajo, bien sea mediante la práctica y nuevos aprendizajes, y se les puede considerar expertos en su profesión con el paso del tiempo.

Aunque la inteligencia se defina como la capacidad de aprender o de comprender, de entender, lo que realmente importa es que los resultados de ese aprendizaje sean óptimos, no el modo como se han adquirido. También se demuestra inteligencia cuando se resuelven rápidamente y eficazmente situaciones complicadas imprevistas que ponen a prueba los conocimientos adquiridos.

Y llegado a este punto, ahí va la pregunta: ¿Cómo se puede medir la inteligencia de un pintor o de un músico? ¿Por su éxito y reconocimiento?

La inteligencia no es tanto la capacidad de adquirir conocimientos o de comprenderlos, como de poder usarlos en diferentes situaciones, pero esta conclusión tampoco parece acertada, pues lleva a la creencia de que solamente los resultados prácticos determinan la inteligencia de una persona. De admitir esta definición deberíamos pensar que es el éxito de las personas lo que define su grado de inteligencia, lo que no es cierto.

Durante muchos años hemos visto realizar las pruebas de selección de personal o académico mediante los denominados tests psicológicos, la mayoría de ellos basados en cálculos matemáticos, de memoria o de asociación visual. En ninguno de estos tests se evalúa la iniciativa, la creatividad, la personalidad y la capacidad de adaptarse a las circunstancias adversas, características estas que definen perfectamente la inteligencia. Una persona con poca memoria suspenderá estas pruebas, lo mismo que quienes no manifiesten aptitudes para las matemáticas o la geometría. Las habilidades artísticas y la inventiva no se evalúan en estos tests, pues no existe patrón adecuado para ello.

Cultura

Decimos que una persona es culta cuando posee una gran memoria para recordar datos escritos por otras personas anteriormente, y por ello consideramos como muy culto a alguien que sabe de memoria el nombre y las obras musicales de docenas de compositores. Pero con frecuencia, esa misma persona sería incapaz de saber cuándo en una orquesta de 50 miembros uno o más de ellos está efectuando notas equivocadas, lo mismo que sería incapaz de entonar perfectamente una sencilla escala musical.

La cultura de un pueblo se define por sus creencias, conducta, lenguaje y forma de vida de un grupo determinado de personas en un determinado periodo, pero ese pueblo denotará baja inteligencia sino ha sido capaz de lograr la felicidad y el bienestar. También es importante el legado que hayan dejado a las generaciones futuras en forma de costumbres peculiares, ceremonias inéditas, arte, invenciones, tecnología y tradiciones, además de, por supuesto, sus obras artísticas.

Los griegos tenían razón

Lo que aún no está claro es la dualidad que existe entre nuestro cuerpo y nuestra mente, ya que parece que ambos están en continua oposición o al menos no son dependientes, y lo que uno necesita parece que el otro lo niega o aborrece. Mientras que el cuerpo nos demanda una serie de necesidades y apetitos puramente básicos o esenciales, la mente se ocupa de frenar nuestros impulsos y nos crea numerosos sentimientos que nos dejan perplejos. Nos inculca la conciencia, los remordimientos, la tristeza, la sensación de soledad, la solidaridad, el amor por el prójimo, el respeto al débil y una serie interminable de sentimientos que, en principio, están en oposición a las necesidades del cuerpo. Este, con un comportamiento similar a cualquier otra especie, necesita sobrevivir y para ello no le importa quitar el alimento a otra persona. Tampoco parece que le importe matar o al menos no le resulta desagradable, del mismo modo que le encanta aparearse con toda persona que se ponga a su alcance, incluso de la misma familia, y defender su territorio se convierte en una necesidad primaria. Afortunadamente, y como ya hemos dicho, la mente se encarga de controlar todos estos instintos primarios del cuerpo y hacernos un poco (solamente un poco), más humanos.

Pero nuestros deseos corporales son inestables y lo que hoy se nos antoja maravilloso mañana es desagradable y en este vaivén emocional gastamos un caudal enorme de energía, lo que nos conduce a fuertes tensiones y una pérdida del rendimiento muy significativa. Con esto nuestra vida se nos malogra, la desperdiciamos y es posible que cuando queramos rectificar ya estemos con un pie en la tumba.

Según los expertos, es en esta dualidad entre el cuerpo y la mente donde radican la mayoría de los trastornos del carácter, la ansiedad, el estrés, la apatía, la agresividad y la intolerancia. En la medida en que nuestra parte exterior, nuestras necesidades básicas, estén complementadas con nuestras facultades interiores y podamos potenciar la energía global, llegaremos a un estado de conciencia y equilibrio tan perfecto que nos sentiremos unas personas distintas, más felices y por supuesto menos estresadas.

Algunas disciplinas, esencialmente orientales, pretenden ir más lejos aún, ya que tratan de unificar el espíritu, el intelecto y el cuerpo. El Yoga y las artes marciales, por ejemplo, potencian también el cuerpo para mejorar nuestra capacidad de supervivencia y nos fuerza a la reproducción, mientras que los ejercicios mentales hacen que estemos felices en este mundo. Posiblemente el espíritu sea lo que nos diferencia de los animales, lo que según los creyentes nos acerca a Dios, a la otra vida y nos da un rayo de esperanza para esa utopía que se llama eternidad. Y así, en la medida en que potenciemos las facultades internas y hagamos menos caso de las necesidades corporales, podremos alcanzar la felicidad.

Los sintetizadores de ondas cerebrales

Según sus creadores, los sintetizadores de ondas cerebrales juntan el sonido con las señales visuales y logran así llegar a zonas cerebrales muy difíciles de alcanzar por métodos naturales o sencillos. Unos auriculares con sonido estéreo (imprescindible para que cada hemisferio reciba un sonido diferente) generan una frecuencia entre 400 a 404 Hz, la cual irá alternativamente de uno a otro oído o simultáneamente a los dos, dependiendo del efecto que se pretenda. Una vez que el sonido ha llegado al cerebro, este los mezcla y escucha una tercera frecuencia de unos 4 Hz la cual apenas es audible, pero que el cerebro la procesa correctamente. De esta manera acústica ambos hemisferios cerebrales logran trabajar al unísono, mientras que a través de nuestros ojos cerrados unas gafas totalmente negras e incomunicadas con el exterior nos dejan pasar señales visuales de diferentes colores e intensidades. Estas luminosidades entran directamente en zonas de la hipófisis, de las glándulas timo y pineal, actuando y potenciando nuestras facultades de manera similar al sonido.

¿Tenemos un cerebro limitado?

Se decía que nuestra capacidad cerebral, en cuanto al peso y estructura, estaba limitada y marcada genéticamente, por lo que las personas nacen sabias, no se hacen. También se creía que tenemos un número concreto de neuronas y que estas no se reproducen ni se regeneran, hasta el punto en que una vez que se deterioran se pierde parte de nuestro potencial intelectual. Pero si este proceso de envejecimiento es irreversible, ¿cómo explicar el que personas tan inteligentes como Einstein, Picasso, Platón, Confucio, Hipócrates u Orson

Wells, fueron capaces de grandes creaciones incluso en los últimos años de su vejez, cuando se supone que sus neuronas estaban poco menos que caducas. Quizá es que las neuronas, como cualquier otra parte corporal, solamente se deterioran por falta de uso. En la medida en que una persona se mantiene activa intelectualmente, asimila los nuevos estímulos y tecnologías, y se esfuerza en aprender continuamente, su cerebro sigue conservando todo su potencial creativo e incluso mejorando día a día sin que la edad sea un inconveniente.

Mejora con los años

Es posible que el tamaño del cerebro aumente ligeramente cuando los estímulos que recibimos son muy amplios y continuados, de la misma manera que aumenta el número de fibras musculares y capilares sanguíneos cuando ejercitamos la masa muscular. Aunque todo está grabado genéticamente, la capacidad de crecer y mejorar no nos abandona con la edad, hasta el punto en que el número de neuronas puede crecer o al menos ser más eficaz, en la misma medida en que lo hace su capacidad de transmitir impulsos nerviosos.

Por ello hay que tener muy presente que no solamente en la niñez es importante recibir estímulos y potenciar las facultades intelectuales, sino que este esfuerzo hay que mantenerlo de por vida, no solamente para mantener lo conseguido en la juventud sino para aumentarlo, de la misma manera que aumentamos nuestra experiencia. Una persona adulta que se limite a actividades pasivas intelectualmente, y que tenga una profesión poco creativa, se estancará en sus facultades intelectuales y poco a poco su deterioro intelectual será muy notorio. No es extraño pues que con el paso de los años el cerebro de las personas que más actividad intelectual tienen, siga creciendo en comparación con los que no lo ejercitan.

Conserve sus recuerdos

¿Por qué la gente escribe sus memorias? Por las mismas razones que hablan, van al cine, leen novelas de ficción y biografías, asisten al teatro, siguen las vidas de las celebridades o prefieren las telenovelas. Porque somos sociables. Y cuando se trata de nuestras propias vidas, nos sentimos mejor cuando los acontecimientos que nos afectaron profundamente se refinan en una historia que podemos compartir con los demás.

Usted puede pensar que su vida no es digna de un libro de memorias a menos que haya logrado que su nombre aparezca en los periódicos. La mayoría de las personas no tienen historias así.

Sin embargo, hay muchos tipos diferentes de memoria para escribir. Escriba acerca de su infancia, al igual que tantos otros, o hágalo sobre sus viajes, o acerca de una conexión con personas importantes. Muchas memorias pueden ser sobre una enfermedad, o hacer frente a la enfermedad de otros. También puede hacerlo sobre la importancia de las amistades o hermanos o un matrimonio. De hecho, si escribe sobre acontecimientos aparentemente anodinos en su voz -

destilando honestidad, humor, comprensión o compasión- el libro puede ser tan inspirador como una historia de calidad. Se puede enlazar con los lectores, que al igual que usted, no han vivido acontecimientos extraordinarios, pero los acontecimientos ordinarios hacen la vida extraordinaria.

El reto es recordar. A medida que escriba, se escuchará a sí mismo y verá que su memoria no está tan mal. Eventualmente, decidirá lo que es más importante, en su caso. La versión de una persona de los acontecimientos puede ser completamente diferente en significado y el tono que el de otra. Su historia es suya.

Una historia clara tiene un tema, a pesar de que puede ser sutil. Tiene que optar por incluir algunos detalles y dejar otros fuera. La historia será importante si elige bien las palabras, el ritmo, y las declaraciones sobre el mundo, así como el interés por la situación y cómo se desarrolla.

Es posible que piense que tiene una historia que contar, pero no las habilidades para ello. Todos hemos escuchado a la gente hablar con todos los detalles incluidos, hemos escuchado buenos contadores de historias, que hacen que nos interesamos en escuchar la palabra siguiente.

Si se considera un conversador fácil, puede encontrar que no es tan fácil escribir, pero ya tiene la mitad del camino recorrido. Puede que tenga que hablar en una grabadora y extraer las mejores partes cuando escuche la grabación.

Si se considera tímido en persona, puede encontrar que hablar a los lectores invisibles libera. A veces ayuda imaginar un lector en particular -un autor que admira, un maestro de secundaria, un ser querido que ha fallecido, o su propio nieto crecido.

Escribir un libro de memorias puede darle satisfacciones que recuerdan a lo que se siente cuando se reza, y eso aunque no tenga una concepción fuerte de Dios; pero cuando se hace sentimos que alguien nos está escuchando.

También es posible que quiera sencillamente dejar sus memorias si ha alcanzado una gran edad, cuando tenemos tiempo para la reflexión y queremos dejar un cuento para nuestros hijos y nietos. Cuando nos lean, nos recordarán y seguiremos vivos. Así que escriba ahora y seguramente alguien en su familia leerá su libro. En mi propia familia, las memorias de mi abuela llegaron a ser muy importante para nosotros después de su muerte, y nos ayudó a resolver misterios sobre su pasado.

Mi madre estaba hablando acerca de cómo escribir un libro de sus memorias en menos de un año, pero pronto enfermó y no tuvo tiempo. Me gustaría tener esa memoria ahora.

Escribir un libro de memorias es un acto de creer en uno mismo y el valor de nuestra vida para los demás.

Tal vez…

Tal vez esté obsesionado por cometer errores y decir cosas incorrectas, pero escribir un libro de memorias puede ser una confesión, y una manera de dar a los lectores el beneficio de su pensar.

Tal vez sea feliz con su papel en los acontecimientos de los cuales nunca pudo hablar abiertamente.

Tal vez está confundido acerca del papel que tuvo y cómo lo vieron los demás, pero hágalo simplemente porque tiene necesidad de contar las historias sin preocuparse más allá de la culpa o vergüenza.

Un buen terapeuta cognitivo puede ayudar con este proceso, como se mira la historia o los patrones de pensamiento de una manera nueva. Un grupo de personas que sepan escribir puede ser fuente de inspiración y proporcionar una estructura adecuada. Un editor simpático, o un escritor, puede aplicar las habilidades de escritura que llevan a cabo su significado y perfeccionar su idioma, para que pueda comunicarse con fuerza y claridad a pesar de que no haya pasado la vida aprendiendo a escribir bien.

Recuerde que el proceso es valioso para usted, y el resultado será atesorado por los que le aman.

¿Qué es Déjà Vu?

La sensación de "haber estado allí" es frecuente y ha dado origen a la terminología Déjà Vu, reflejada en una conocida película. Los psicólogos que estudian la memoria señalan que tenemos recuerdos de cosas que nos han sucedido, y también la memoria de que ese preciso lugar ya lo hemos visitado antes. A este recuerdo lo denominan como memoria de origen.

Hay dos maneras para poder reconocer que estamos ante una situación familiar. La primera es recuperar la situación anterior de la memoria. Por ejemplo, es posible visitar la ciudad donde hemos crecido y cuando vemos la vieja escuela podríamos recordar las clases que tomamos y saber que habíamos estado allí antes.

Sin embargo, también podemos simplemente tener la sensación de que hemos estado en ese lugar antes. Esta sensación tiene que ver con el conocimiento sobre el origen de un recuerdo. Por lo tanto, cuando se visita la ciudad en la que hemos crecido, nos podemos desmayar al visitar la biblioteca y sentir que todo es familiar sin recordar ningún detalle.

La experiencia de déjà vu implica tener esa sensación de saber que estamos viviendo una situación en la que estamos experimentando algo totalmente nuevo.

Tenemos buena memoria para los objetos –la memoria fotográfica-. Si vemos un objeto familiar en un lugar extraño, a menudo se reconoce que hemos visto ese objeto antes. Por ejemplo, si un amigo tiene el mismo conjunto de platos que sus padres tienen en su casa, es posible señalar que es raro que ese amigo y sus padres tengan un gusto similar en los platos.

Pero no somos tan buenos en la recuperación de una memoria basada sólo en la configuración de los objetos. Si está en un lugar en donde hay algunos objetos no familiares, pero están configurados de manera similar a una situación en la que ha experimentado antes, obtendrá una sensación de saber, pero en realidad no se va a recuperar ningún recuerdo específico en ese lugar, aunque esa sensación de familiaridad es muy útil, por supuesto. Si entramos en un nuevo restaurante, y está diseñado como muchos otros restaurantes que hemos visitado en el pasado, entonces es natural que nos sintamos como si hubiéramos estado en ese lugar. Su conocimiento acerca de los restaurantes le ayudará a decidir qué hacer a continuación. Si la configuración es idéntica a uno que hayamos experimentado antes con frecuencia, es posible obtener un poderoso sentimiento de haber estado allí. Es decir, podemos conseguir una sensación de déjà vu. Al final, sin embargo, la experiencia de déjà vu es sólo una reacción extrema del sistema que utiliza la memoria para decirnos que estamos en una situación familiar.

CAPÍTULO 4

Causas reversibles de pérdida de memoria

Es importante ser conscientes de las formas en que su estado de salud, medio ambiente y estilo de vida, pueden contribuir a la pérdida de memoria. A veces, incluso lo que parece ser una pérdida de memoria significativa puede estar causado por afecciones tratables y reversibles dependiente de factores externos.
Veamos las causas más frecuentes:

Efectos secundarios de la medicación.

Muchos de los medicamentos con receta y algunos de venta libre o combinaciones de medicamentos difíciles de valorar por el médico, pueden causar problemas cognitivos y pérdida de memoria como efecto secundario. Esto es especialmente común en los adultos mayores porque se metabolizan y absorben más lentamente, ligándose a las proteínas plasmáticas, lo que hace su eliminación más lenta. Los medicamentos comunes que afectan la memoria y la función cerebral incluyen píldoras para dormir, antihistamínicos, los hipotensores y los medicamentos para la artritis, así como los antidepresivos, medicamentos contra la ansiedad y los analgésicos.

Depresión.

La depresión puede imitar los síntomas de pérdida de memoria, lo que hace difícil que el afectado pueda concentrarse, organizarse, recordar cosas, y conseguir hacer las labores complejas. La depresión es un problema común en las personas, especialmente si ocasiona un menor contacto social y menos actividad de lo que solía ser, o recientemente se ha experimentado una serie de importantes pérdidas o cambios importantes en la vida (jubilación o desempleo, un diagnóstico médico grave, la pérdida de un ser querido, abandonar el hogar).

Deficiencia de vitamina B12.

La vitamina B12 protege las neuronas y es vital para el funcionamiento saludable del cerebro. De hecho, la falta de vitamina B12 pueden causar daños permanentes. Las personas mayores tienen una tasa más lenta en la absorción nutricional, que puede hacer que sea difícil obtener la suficiente B12 que el cuerpo y la mente necesitan. Si se fuma o bebe, puede estar en riesgo particular. Ni el tabaco en pequeñas dosis, o beber "algo" de vino o cerveza, evitan los daños, pues el daño no es solamente acumulativo, sino con frecuencia ocasional. Puesto que la deficiencia de vitamina B12 es fácil de solucionar, es posible revertir los problemas de memoria asociados.

Problemas de tiroides.

La glándula tiroides controla el metabolismo, así que si su metabolismo es muy rápido posiblemente ocasionará confusión; pero si es demasiado lento, las reacciones serán pausadas, con debilidad y depresión. Los problemas de tiroides pueden causar problemas de memoria como olvido y dificultad para concentrarse.

Alcohol.

El consumo excesivo de alcohol es tóxico para las células del cerebro y el abuso de alcohol conduce a la pérdida de memoria. El problema es que cada persona acusa el alcohol de modo diferente, y es difícil saber qué cantidad máxima es admisible.   Con el tiempo, el abuso de alcohol también puede aumentar el riesgo de demencia.   Los expertos aconsejan limitar su consumo diario a sólo 1-2 bebidas.

Deshidratación.

Los adultos mayores son particularmente susceptibles a la deshidratación que les puede causar confusión, somnolencia, pérdida de memoria y otros síntomas que se asemejan a la demencia. Es importante mantenerse hidratado (objetivo 6-8 vasos al día), pero hay que estar especialmente alerta si se toman diuréticos o laxantes o se padece diabetes, o diarrea.

CAPÍTULO 5

Prevención de la pérdida de memoria y deterioro cognitivo

Las mismas prácticas que contribuyen a un envejecimiento saludable y la vitalidad física también contribuyen a una memoria saludable, especialmente:

Hacer ejercicio moderado con regularidad.

El ejercicio regular aumenta los factores de crecimiento del cerebro y estimula el desarrollo de nuevas células cerebrales. También reduce el riesgo de trastornos que conducen a la pérdida de la memoria, tales como la diabetes y la enfermedad cardiovascular. Permite manejar el estrés y alivia la ansiedad y la depresión, todo lo cual conduce a un cerebro sano.

Mantenerse socialmente activo.

Las personas que no tienen contacto social con la familia y los amigos, se encuentran en mayor riesgo de sufrir problemas de memoria que las personas que tienen fuertes lazos sociales. La interacción social ayuda a la función cerebral, pues a menudo incluye actividades que desafían la mente y ayudan a evitar el estrés y la depresión. Así que busque unirse a un club de lectura, volverse a conectar con viejos amigos, o visitar centros de realización personal.

Cuidar la alimentación.

Comer muchas frutas y verduras y beber té verde es saludable, ya que estos alimentos contienen antioxidantes en abundancia, que pueden mantener las células del cerebro libres de la "oxidación." Los alimentos ricos en grasas omega-3 (como el salmón, el atún, la trucha, nueces y linaza) son particularmente buenos para el cerebro y la memoria. Comer demasiadas calorías, sin embargo, puede aumentar el riesgo de desarrollar pérdida de memoria o deterioro cognitivo. También hay que evitar las grasas saturadas y trans para controlar los niveles de colesterol y reducir el riesgo de accidente cerebrovascular.

Controlar el estrés.

El cortisol, la hormona del estrés, daña el cerebro a través del tiempo y puede conducir a problemas de memoria; pero incluso antes de que eso ocurra, el estrés causa problemas de memoria en este momento. Cuando se está estresado, se es más propenso a sufrir pérdidas de memoria y hay problemas para aprender y concentrarse.

Dormir lo suficiente.

Dormir es necesario para la consolidación de la memoria, el proceso de formación y el almacenamiento de nuevos recuerdos para que puedan recuperarse más adelante. La falta de sueño también reduce el crecimiento de nuevas neuronas en el hipocampo y causa problemas con la memoria, la concentración y toma de decisiones. Incluso puede llevar a la depresión, otro asesino de la memoria.

No fumar.

Fumar aumenta el riesgo de trastornos vasculares que pueden causar accidentes cerebrovasculares y estrechan las arterias que suministran oxígeno al cerebro. La nicotina, ya es sabido, ocasiona vasoespasmo (estrechamiento brusco de un vaso sanguíneo), y eso basta con un solo cigarrillo.

Caminar.

Supone una manera fácil de combatir la pérdida de memoria. Una nueva investigación indica que caminar entre 10 y 15 kilómetros cada semana puede prevenir la contracción del cerebro y la pérdida de memoria. Según la Academia Americana de Neurología, los adultos mayores que caminaban habitualmente, tenían más materia gris en sus cerebros nueve años después del inicio del estudio que las personas que no caminaban tanto. Los investigadores dicen que los que caminaban más redujeron su riesgo de desarrollar pérdida de la memoria a la mitad.

Ejercicios para el cerebro.

Ayudan a prevenir la pérdida de memoria y aumentar la capacidad intelectual. Cuando se trata de la memoria, se trata de "usarlo o perderlo". Así como el ejercicio físico puede hacer y mantener el cuerpo más fuerte, el ejercicio mental puede hacer que el cerebro funcione mejor y disminuir el riesgo de deterioro mental. Hay que tratar de encontrar ejercicios para el cerebro agradables. Cuanto más placentera es una actividad, más poderoso será el efecto para el cerebro. Se pueden hacer algunas de las actividades agradables, apelando a sus sentidos, tocando música durante el ejercicio, por ejemplo, o encender una vela perfumada o recompensarse después de haber terminado.

Ejercicios mentales:

Jugar a juegos que impliquen estrategia, como ajedrez o bridge, y de palabra como el Scrabble.
Los videojuegos de ordenador, especialmente los de acción, fomentan la agilidad mental, y los de aventuras gráficas, la concentración y la memoria.
Hacer crucigramas y otros rompecabezas de palabras, o números, tales como Sudoku.
Leer periódicos, revistas y libros que obliguen a meditar lo que se ha leído.
Adquirir el hábito de aprender cosas nuevas: juegos, recetas, conducción de vehículos, un instrumento musical, una lengua extranjera.

Hacer un curso desconocido que le interese. Cuanto más interesado y comprometido esté el cerebro, más probabilidades tendrá de seguir aprendiendo y mayores serán los beneficios que experimentará.

Enfréntese a un proyecto que consista en el diseño y planificación, como un nuevo jardín, la decoración del hogar.

Compensar la pérdida de la memoria:

Incluso si está experimentando un nivel problemático de pérdida de memoria, hay muchas cosas que puede hacer para aprender nueva información y retenerla.

Deje nota o listas de verificación.

Ponga citas y fechas importantes en los calendarios y en un planificador diario, o en su teléfono móvil.

Lo mismo ocurre con los números de teléfono y otra información de contactos.

Si tiene problemas para recordar cómo hacer algo, anote los pasos.

Realice un seguimiento de las fechas, horarios, tareas, números de teléfono, cumpleaños y aniversarios.

Para recordar dónde poner las cosas:

Coloque las cosas que usa con regularidad (llaves, gafas, bolso, reloj) en el mismo lugar cuando no los esté usando.

Si tiene que poner algo en un lugar diferente, observe el lugar cuando dejó el objeto y diga la ubicación en voz alta.

Si es necesario, escriba dónde están las cosas.

Para estar al tanto de los tiempos y lugares:

Programa una alarma o temporizador para recordarle cuándo debe ir a una cita o hacer algo en su casa.
Usar un mapa para ayudarle a llegar de un lugar a otro.
Conseguir amigos y familiares para que le recuerdenlas cosas básicas y esenciales.
Cuando salga del parking, apunte lugar exacto. Lo mismo si aparca el coche en el exterior en lugares diversos.

Para aprender nueva información:

Escuche atentamente cuando alguien le habla. No permita que su mente divague.
Repita de nuevo la información.

La sobrecarga

El problema que se puede dar con un exceso de información y de actividad intelectual es la aparición del estrés, lo cual aunque en principio no tiene por qué ser perjudicial, pero con el paso de los días puede deteriorar nuestra capacidad de enfrentarnos al reto diario. Una sobrecarga en nuestra capacidad de asimilación mental bloquea todo el sistema cerebral y puede hacer que disminuya el rendimiento laboral de manera drástica. Cuando esto ocurre, la persona afectada considera que es por poca dedicación y se enfrasca en más estudio y más horas de trabajo, lo que le llevará con seguridad a un bloqueo total en su capacidad. Reduciendo el estrés a unos niveles tolerables mejorará la capacidad de aprendizaje y con ello el rendimiento laboral.

Las seis enfermedades

1. El deseo de victoria.
2. El deseo de recurrir a la astucia técnica.
3. El deseo de mostrar todo lo que se ha aprendido.
4. El temor al enemigo.
5. El deseo de desempeñar un papel pasivo.
6. El deseo de librarse de cualquier deseo por el que se esté afectado.

No estar tenso, pero preparado; sin pensar, pero sin soñar; no fijo sino flexible; es estar plena y apaciblemente vivo, atento y alerta, preparado para lo que venga.

Hay una poderosa tendencia en la mayoría de nosotros de vernos como instrumentos en las manos de otros y, de esta manera, liberarnos de la responsabilidad de actos que son provocados por nuestras propias inclinaciones e impulsos. Tanto el fuerte como el débil se aferran a esta justificación. El último esconde su malevolencia bajo la virtud de la obediencia. El fuerte, también se excusa proclamándose el instrumento elegido por un poder superior, sea Dios, la historia, la fe, nación o humanidad.

De manera similar, tenemos más fe en lo que imitamos que en lo que creamos. No podemos derivar una sensación de absoluta certeza de algo que tiene sus raíces en nosotros mismos. La mayor sensación de inseguridad proviene de permanecer en soledad y no estamos solos cuando imitamos. Esto es así en la mayoría de nosotros; somos lo que los demás dicen que somos. Nos conocemos principalmente de oídas.

El hecho de que persigamos algo apasionadamente no siempre significa que lo queramos realmente o que tengamos especiales aptitudes para ello. A menudo, el objeto que perseguimos más apasionadamente no es sino un sustituto de aquello que realmente deseamos y no podemos tener. Es generalmente seguro predecir que el logro de un deseo excesivamente anhelado no va a calmar nuestra acuciante ansiedad. En toda persecución apasionada, la persecución en sí cuenta más que el objeto perseguido.

CAPÍTULO 6

Es el momento de cambiar

Una mente clara necesita de unos sentimientos estables. Lo que ahora le proponemos es que cambie su percepción de las cosas, de su vida, familia y trabajo. De este modo será más feliz y no bloqueará su memoria y tendrá recuerdos vitales.

Para la mayoría de las personas, especialmente para aquellas que el nuevo año implica un cambio radical en sus vidas, cambiar de modo de vivir se refiere a buscar nuevas amistades o ambientes, reír si antes lloraban, visitar la montaña mejor que las playas, estudiar una carrera imposible de terminar, o divorciarse para que el destino le traiga la felicidad y una nueva pareja, todo unido.

Pero la mayoría de las veces el cambio profundo no es algo al alcance, pues ya sabemos que no basta con tener un deseo para que se realice; no basta con tener una necesidad imperiosa que cumplir para que quede resuelta. Si internamente, mentalmente, es incapaz o no dispone de la voluntad para contestar la llamada para cambiar y hacer este movimiento en su vida ahora que parece necesario, sus perspectivas pueden retrasarse definitivamente o no materializarse nunca.

Parece ser que todos los seres vivos estamos sujetos a diversos ciclos que se repiten casi matemáticamente, al menos con la misma exactitud que la noche y le día. Cada ciclo se compone de nueve años y cuando hayamos comenzado uno nuevo es el momento de emprender nuevas aventuras. Sabremos que estamos ya en ese periodo porque la necesidad del cambio se hace más urgente que nunca y debido a esto, debe sentir en ese momento su vida como una aventura, un cambio mayor en su vida, algo nuevo. Debe fijarse nuevas metas claramente y trabajar en ellas, pues se trata realmente de un nuevo principio de un ciclo de nueve años y es mejor no morar en el pasado en este momento. Esto le será bastante fácil de lograr porque la mayoría de los problemas y desilusiones del pasado tenderán a desaparecer y dejarán la puerta abierta para estos nuevos desafíos. Puede empezar a dudar de sus creencias y actitudes, de aquellas que siempre ha sostenido, porque ahora comprenderá que ya no son apropiadas a sus circunstancias actuales. Podrá empezar a sentirse fuera de lugar alrededor de las personas con quienes siempre se ha sentido cómodo y puede cuestionar su papel en la vida. Las dudas pueden llevarle a pensar acerca de cómo puede ser libre cuando las responsabilidades o circunstancias parecen estar exigiéndole que no lo sea. Sienta que cada cosa que ocurra ahora a su alrededor es porque existen nuevas opciones que deben materializarse. En algún momento, sabrá instintivamente que es el momento para ir en una dirección completamente diferente, aun cuando esto signifique que debe hacerlo solo.

Confíe en sus propias habilidades

No se olvide que en este momento, su época de cambio, está aprendiendo a ser independiente y la independencia lograda trae a menudo sentimientos de aislamiento y soledad. La confianza no es una postura o una actitud que se lleva voluntariamente, o una negación del miedo interno, ni tampoco un estado de ignorancia. La confianza no es un acto de voluntad. Es un sentimiento natural que llega cuando se comprende la realidad, hay que ganársela.

Una vez que ha aceptado la realidad de sus deseos y potenciales, lo que tiene que hacer es cumplirlos, pues pronto se encontrará en un curso donde todo entra en su lugar, no importa en qué posición se encuentre. La confianza es un sentimiento que aunque ahora no sepa todas las respuestas, ellas vendrán porque se encuentra en un buen momento para aprender y una gran franqueza para utilizar la nueva información.

Finalmente, la confianza es la habilidad para aceptar los cambios cuando ocurren y hasta donde lleguen sus ambiciones deberá fijar sus metas, pero eso requiere paciencia. Esto no significa que deba relajarse en exceso, pues el camino deberá construirlo calladamente y escrupulosamente para tener un éxito en el futuro, y el tipo de paciencia que necesitará es aquel que se emplea en los trabajos delicados y que requieren atención meticulosa e incansable, así como tendrá que escuchar siempre lo que otros tengan que decirle.

Haga solamente los cambios imprescindibles

Desde esta perspectiva más pacífica, encontrará maneras para cambiar las partes de su vida que no le gustan. Cuando aprenda a mantenerse equilibrado así entenderá que el presente es su única salida con respecto al pasado y su única entrada al futuro. El pasado y el futuro están conectados por las decisiones que tome en el presente.

El pequeño esfuerzo que se requiere ayudará a sus ambiciones personales, aunque ello le ocasionará realmente a lo largo de este proceso cierto retraso e intrusión. Si sucumbe pronto a la frustración, entrará en un momento negativo y necesitará más esfuerzo para salir de ese enredo.

Las circunstancias y demandas de otros reducirán la velocidad de sus logros, pero sepa que el trabajo en equipo será importante, y es probable que tenga un papel específico para jugar dentro de un grupo, sociedad, o relación. Sea diplomático y considerado mientras deduce lo que estas personas tienen que enseñar o mostrarle, pues a través de su conducta o circunstancias, algunos le estarán enseñando, mientras que otros no le aportarán nada.

Deje trabajar a su intuición

Sentir su intuición lleva tiempo, paciencia, perseverancia, y un deseo genuino para cooperar con su mente. Una vez que lo haga comprenderá que la intuición es una herramienta para mejorar cualquier situación en su vida. La intuición viene de sus sentimientos y no de sus pensamientos externos, por lo que debe aprender a diferenciar entre los dos.

La voz externa siempre tiene algún tipo de juicio atado a ella, pero el sentimiento intuitivo siempre es tranquilo y mucho más sabio. La intuición es la conexión -el puente- entre sus mentes conscientes y subconscientes, mientras que la felicidad es un sentimiento -una emoción- que sólo puede venir de dentro. Pero si se aferra a sentimientos infelices del pasado o presente no habrá ningún lugar para la felicidad en las ofertas del año, por lo que deberá soltar los viejos sentimientos de su cuerpo reconociendo que están allí y permitirles aparecer y expresarse, pues exteriorizándolos es como los mejorará. Cuando lleguen los progresos del año y se encuentre eufórico, también necesitará expresar sus miedos de alternar el fracaso y el éxito.

Confianza en sí mismo

Se encontrará entonces en un estado cómodo para saber quién y dónde es ahora. Desde esta perspectiva realista un nuevo espectro de opciones se abre y el pasado se vuelve al presente que ha creado, mientras que el presente se convierte en la plataforma para crear su futuro.

Deben tomar decisiones y actuar en consecuencia. A veces, puede tener que realizar un salto valeroso en la oscuridad, pero cuando haya sobrevivido a cosas arriesgadas su valor aumentará y entonces es cuando comprenderá que es más capaz de lo que pensó. Con este nivel de auto-aceptación sus progresos llegarán a nuevos límites, y esta época puede resultar ser la más feliz de todas las de su vida, aunque pretender que estamos contentos se vuelve un papel imposible de mantener, porque lo negativo que es no tener todavía lo que deseamos está allí. Esto se percibe claramente y con dolor por una falta eminente de satisfacción personal. Las críticas antiguas, las habladurías, el rumor inexacto, y la falta de aceptación, siempre siguen presentes.

Intente ser optimista

Mantener las apariencias es una forma estresante de rechazo que realmente puede hacernos físicamente o mentalmente enfermar. Las apariencias son importantes, pero su papel no tiene nada que ver con la aceptación de otros. Cuanto más exprese su optimismo, mejores serán sus oportunidades para el éxito, pues se trata de una herramienta importante para clarificar y lograr las metas de su vida. Usted atrae hacia sí mismo lo que espera, tanto si lo hace consciente o subconscientemente, si es bueno o malo.

Hay gente que dice que ese optimismo produce falsas esperanzas pero, de hecho, lo que hace es obligarnos a que aprovechemos todo el potencial que tenemos. El propósito del optimismo es mostrarnos que las posibilidades mayores existen y están a nuestro alcance.

Es ahora probable que las ideas, planes, o proyectos que empezó hace dos años muestren señales de progreso y esto aumentará su optimismo considerablemente y mantendrá una nueva base para la acción. Apunte alto y ponga sus esfuerzos en ello.

Ante todo, intente ser feliz

Ponga su felicidad primero y dé los pasos necesarios para hacer lo que quiere. Tenga presente sus metas firmemente cuando haga nuevos descubrimientos sobre eso que realmente necesita, estando preparado para realizar algunos cambios drásticos y concentrarse en lo que desea. Procure que su atención no se esparza, pues de ser así será incapaz de utilizar su potencial.

Estamos viviendo en un mundo que está habituado con la miseria y el sufrimiento, por lo que puede preguntarse si buscar alegría es apropiado o realista en estos días y posiblemente sienta algún complejo de culpabilidad. No se preocupe y deje fluir sus sentimientos, pues ellos le dirán que tratar de ser felices es una de las misiones del ser humano, salvo que se crea eso de que estamos en un "valle de lágrimas".

Tiene que saber diferenciar entre mejorar su propia existencia y tener sentimiento de culpa por ello. Si existe sensación de culpa no podrá mejorar ni ayudar a nadie, aunque esto no le debe llevar a ser insensible a los problemas de los demás. Los acontecimientos de este nuevo año realmente le mostrarán que ese sentimiento de culpa es el mayor obstáculo en su demanda para la felicidad y el potencial intelectual. La única manera de quitarlo de su vida es dejar de hacer juicios sobre lo que correcto y malo. No crea que quien acepta su destino triste es mejor persona que usted, ni tampoco los son quienes se sacrifican siempre por el bienestar de los demás. Detrás de muchas de estas conductas aparentemente altruistas se esconde el deseo de ser reconocido, la imperiosa necesidad de que las personas le otorguemos la aureola de santidad. Desarrolle, pues, una correcta actitud como ser humano honesto, honrado, pacífico y trabajador. Si, además, tiene sentimientos compasivos para el sufrimiento humano y se dedica a ayudar al necesitado, su autosatisfacción ganará muchos puntos.

No todo es lucha

La vida no consiste solamente en luchar hoy para disfrutar mañana, pues muchas de las cosas vienen por sí solas simplemente tomándose el tiempo necesario para observar un problema. Acepte todo lo referente al asunto que le preocupa y revise cada aspecto de ello y reestructúrelo de alguna manera. Posiblemente su situación no haya cambiado todavía, pero puede mejorar así su apariencia y verla de un modo menos engañoso. Cualquier cosa parece ser lo que vemos, pero el fondo suele ser profundo, pues no sólo existe lo que está en la superficie. Entonces, las soluciones efectuadas serán obvias, en ningún modo subjetivas, y el problema entero puede resultar ser una bendición comparado con la lucha que tendría que realizar para solucionarlo si estuviera condicionado.

Pensamientos positivos

El poder del pensamiento positivo es inmensamente productivo, así como el poder del pensamiento negativo es inmensamente destructivo. Cuando usted alimenta su mente con pensamientos positivos está movilizando sus energías y capacidades, aunque ello no le librará de muchas horas de intranquilidad y miedo. El fracaso existe y nos acecha con más frecuencia que el éxito, pero ello no nos debe impedir intentarlo de nuevo tantas veces como sea necesario.

Debe crear sus condiciones de vida mentalmente, físicamente y espiritualmente. El pensamiento positivo crea energía mental, mientras que la comida saludable, el agua de manantial, y el ejercicio regular y placentero, crean energía física. La meditación y la relajación, así como la creencia en algo más de lo que vemos, nos proporciona la energía espiritual. Parece simple porque es simple. Si usted come alimentos saludables tendrá ciertamente más energía física que si no lo hace. Si se mueve regularmente, ayudará a su cuerpo para movilizar la energía disponible. Si potencia su mente y trata de llegar al subconsciente, se librará de las energías y tensiones negativas. Si medita o reza, comprenderá parte de los secretos de la existencia y conseguirá vivir ahora más feliz, pues sabe que el futuro siempre será mejor.

Para proporcionar una ayuda a su mente debe seguir estas reglas:

1.   No tomar drogas, medicamentos, alcohol, o fumar
2.   No consumir alimentos muy refinados, o comidas ricas en grasas saturadas
3.   Apartar de su mente los pensamientos y acciones negativas

4. No realizar reproches al prójimo
5. Evite culpabilizar a los demás de los problemas de su propia vida
6. Dedique menos tiempo a saber cómo vive el vecino y piense en usted solamente
7. No delegue su autoestima en los demás
8. Nunca se resigne al infortunio
9. Piense globalmente en su vida de modo positivo
10. Sea creativo en todos los aspectos de su vida
11. Esté convencido de que el mañana siempre será mejor
12. No se deje guiar por las modas
13. No se crea las noticias de la prensa tal y como se la muestran
14. Es importante el ejercicio moderado, la meditación y, frecuentemente, la oración
15. Tiene que visualizar el éxito y la vida tal y como la desea
16. Sea diferente, creativo.

Tenga una mejor opinión de la vida

Si está deseoso de tomar conciencia para intentar encontrar ese "algo más" en su vida, debe tener en cuenta que uno de los aspectos más difíciles de desarrollar es la habilidad para abandonar el enfoque personal de la vida y lograr ponerse en contacto con la mayor gama posible de factores influyentes. Habitualmente las personas se ocupan principalmente en la ejecución de sus propias habilidades físicas, especialmente el aspecto corporal, y frecuentemente encuentran difícil concentrarse, incluso ver, algo más allá que su visión habitual. Sin embargo, a medida que se acumulan años de experiencia en el entrenamiento mental, se va haciendo más fácil relajar el foco de atención y abrir la conciencia para abarcar nuevos y complejos factores que antes no lograba ver.

El desarrollo de las habilidades podría contemplarse a través de varias etapas distintas, cada una con un nivel de habilidad que descubre aún más posibilidades, aunque no pueden ser fijadas mediante horas de estudio y no existe modo alguno de evaluar los progresos. No hay tampoco puntos o momentos de transición que indiquen el paso a un nuevo y mejor nivel, puesto que tampoco existe una diplomatura en poder mental.

No todo tiene solución

Cuando esté en el proceso de crear la vida que desea vivir, se despertará cada mañana de forma entusiasta. Navegue en este mar que se acaba de crear y aproveche las oportunidades que se le ofrezcan por el camino, sin dejar que una actitud negativa le haga ver monstruos en un mar en calma. No obstante, sepa que los problemas surgirán continuamente, pero debe dedicarles su porción justa de interés, tratando de no pensar en aquello que no tiene solución. No hurgue en sus heridas nunca, ni siquiera hable de ellas salvo que las pueda restaurar, pues debe tener en cuenta que no toda su vida la podrá construir a medida de sus deseos, así que lo que no está a su gusto y es irremediable, adáptese a ello. No se preocupe por las cosas que ni siquiera han pasado y no llore antes de que le pongan la inyección, pues posiblemente nunca se la pongan o, si ocurre, sea indolora.

Prescinda de lo verdaderamente superfluo

Ciertas cosas que creyó eran imprescindibles pueden ser las mismas cosas que están restringiéndolo ahora. Culpar a otros es simplemente otra forma de restricción porque implica que es una víctima de alguien o algo. Realmente es usted quién está causando sus propias restricciones negándose a priorizar su parte de culpa en su destino. Observe a su alrededor y vea cuántas personas han tenido y tienen circunstancias adversas y, aún así, han salido adelante y realizados sus sueños.

En el proceso encontrará obstáculos, uno tras otro, y tropezará con ellos frecuentemente. ¿Por qué debe estar frustrando así? Para mostrar que no le importan las barreras que se resisten a dejarle caminar, puede intentar emplearlas como ventaja, como si fuera un peldaño. Ya sabe que los obstáculos hacen a la gente fuerte aún más fuerte y que las personas grandes se crecen con los grandes problemas. Cuando consiga eliminarlos o sortearlos alcanzará su premio.

Ahora se requiere un plan práctico, así como atención diligente y paciencia con los detalles. El énfasis está ahora en el trabajo, la determinación, organización y confianza, aunque también habrá un poco de desesperación, y muchos conflictos. En esta nueva etapa estará consiguiendo la mayoría de sus deseos juntos y logrará evadirse de la prisión que usted u otros han construido alrededor suyo.

Está a punto de separarse de un viejo y limitado estilo de vida y esa es la parte más gratificante, pues entrará en un nuevo mundo de amor, felicidad, creatividad, y libre voluntad. Ése es el incentivo. Indudablemente no puede ser lo más fácil para los siguientes años pero, con determinación, éste puede ser uno de los ciclos mejores para cumplir sus sueños.

Las oportunidades aparecen y no son tan fugaces como cree

Una oportunidad puede aparecer bruscamente en su vida, o puede tener que ir en su busca, en todas las direcciones, pues si considera que necesita un cambio en particular es por supuesto porque lo quiere y necesita. Debe tomar una decisión, y para ello requiere valor. Las opciones que realice tienen que estar basadas en sus sentimientos sobre la situación, junto con una comprensión consciente del resultado probable de sus opciones. Esto no significa que debe juzgar algo antes de que lo haya experimentado. Significa que debe ser consciente de cómo un cambio puede crear una reacción en cadena de muchos otros cambios.

Ahora debe comprender sus errores y permitirles evolucionar. Alexander Graham Bell, por ejemplo, inventó el teléfono por accidente, pues estaba intentando inventar realmente un audífono. Uno de los errores mayores que podría hacer en este momento de cambio sería perder el interés en algo sobre lo que se sintió fuertemente interesado antes de que haya tenido la oportunidad de experimentarlo en un estado de libertad. No siempre tiene que perder lo que tiene para conseguir lo que quiere. Es su sentimiento de culpa que se enmascara como miedo, lo que le hace sentir de esta manera.

Aproveche sus buenas cualidades

Vea las cosas cuando realmente ocurran. Acepte que la realidad de una persona no es igual a la de otra y que la honestidad es esencial porque la libertad no puede fluir fuera de la realidad. Empiece siendo honrado consigo mismo y verá que esa honestidad no tiene nada que ver con leyes, reglas y regulaciones. Tiene que ver con sinceridad, verdad, y auto-aceptación.

En la mayoría de los casos, la mejor manera de ayudar a otros es mostrándoles que ellos pueden y deben ser responsables de sí mismos. Otros casos requerirán un cierto nivel de paciencia, compasión, y entendimiento, aunque también puede tener que revisar sus ideas y creencias que deberán ser las apropiadas a cada nueva circunstancia.

Intente mantener una buena autoestima para realizar sus planes, y adáptese. La responsabilidad es el impulso para responder a un área específica de necesidad y es la manera que usted responde para cada propósito determinado. Por consiguiente, este no es el momento para contener sus sentimientos. No existe ninguna necesidad de esclavizarse a las demandas de otros, especialmente si está respondiendo con amor.

Pida ayuda solamente cuando todo se desborde a su alrededor

Si malo es una madre absorbente que resuelve todos los problemas de sus hijos incluso cuando son independientes, peor aún es la postura de esos hijos que reclaman ayuda una y otra vez. Aprenda a resolver sus propios problemas, aunque en un principio le parezcan insalvables. Cuando consiga resolverlos se sentirá orgulloso de sí mismo, habrá aprendido algo más y su potencial psíquico estará al máximo.

No siembre la discordia, busque la paz

Nunca aconseje a los demás la pelea, la confrontación, ni les impulse a ser intolerantes. Genere siempre la paz y los buenos sentimientos, incluso contra aquellos que aparentemente parecen más hostiles, pues la guerra solamente trae dolor.

Si se siente en medio de una situación conflictiva o es usted uno de los protagonistas, en lugar de tener sentimiento de culpa busque un buen consejo. Si hay cualquier sentimiento enfermo en la familia o con aquellos que usted considera como de la familia, intente entender todos los lados de la situación y promover paz dondequiera que pueda. A veces deben expresarse los reproches y enojos para comprender que el perdón es necesario. Cuando se encuentre en el papel de tener que resolver el problema, tenga en cuenta que no es su responsabilidad inmiscuirse en los asuntos de otras personas, especialmente conyugales, mucho menos para solucionarlos físicamente, y lo mejor que puede hacer es señalar las opciones e ideas para que sean ellos quienes puedan resolver sus asuntos.

Tampoco sea tan iluso de creer que todo el mundo tiene buenos sentimientos escondidos en su alma, pues las alimañas humanas existen por doquier y se aprovecharán de sus buenas intenciones para hacerle daño. Usted deberá aprender a percibir el odio de esas personas y si habla poco y escucha más, si observa en lugar de pedir que le observen, logrará que se le pongan los pelos de punta o la piel de gallina cuando se encuentre delante de una mala persona.

Y si a pesar de sus buenas intenciones encuentra hostilidad, debe ser consciente de que habrá reproches dondequiera que esté o alguien que le mostrará también odio. Personas buenas han existido siempre, pero si repasamos la historia veremos que sufrieron mucho por ello, en lugar de recoger aplausos y ayuda. Los grandes filósofos, los profetas y las personas de corazón benevolente terminaron sus días con gran dolor, en ocasiones muriendo asesinados por aquellos a quienes trataban de ayudar.

Aún así, ir por la vida mostrando odio en su cuerpo y mente no es buen sistema, pues le reconfortará comprobar que probablemente el odio que usted niega tener podría ser sustituido mucho más sensatamente a través del amor. En el futuro, el odio deberá desaparecer de su cuerpo y hará erupción como un sarampión que nunca más volverá. Todos nosotros tenemos mucho que aprender sobre la vida y la mayoría de esas lecciones las aprenderá lejos de cualquier aula, maestro, político, gurú, o predicador. No asuma que usted -o cualquier otro- tiene todas las respuestas. Hay una energía extrema empleada en el trabajo para demostrar e insistir que tenemos razón todo el tiempo, casi la misma que aquella cuando asumimos que estamos equivocados y necesitamos de otros para que nos digan lo que es correcto. La verdad requiere que se sienta y entienda, no que se asuma.

Malas vibraciones

Pocas personas hay que no hayan tenido la experiencia de encontrarse en un lugar o en presencia de ciertas personas en donde se notaba una sensación distinguible de desarmonía. Muchas personas especialmente perceptivas notan una sensación de incomodidad al entrar en una habitación, un edificio o incluso en un área geográfica, en donde parece que las vibraciones son discordantes, deprimentes, agotadoras e inquietantes. A menudo no encontramos una explicación científica satisfactoria para estas vibraciones; simplemente hay una sensación incómoda asociada con el lugar o la persona.

Si las vibraciones discordantes pueden ciertamente existir y permanecer en un lugar o en torno a una persona o grupo en particular, tiene que ser cierto que alguna reacción o efecto es responsable de la presencia experimentada como inarmónica. Si es posible crear la discordancia a partir de una situación neutral o incluso positiva, también tiene que ser posible alterar las vibraciones negativas que a su vez son el producto de una alteración previa. Las vibraciones abrumadoras, discordantes, pueden reemplazarse por vibraciones armoniosas, si es lo bastante importante para nosotros dedicar nuestra energía a alterar nuestro entorno en lugar de resistirlo.

Sea responsable, no inconsciente

La responsabilidad es otra palabra que se entiende mal a menudo. Si está esforzándose constantemente en una obligación, y lo hace con resentimiento, o miedosamente, está haciéndolo probablemente por una mala razón. La responsabilidad implica a menudo algo para lo cual no se tiene ninguna opción; algo que se lleva su libertad; algo que es poco apreciado por los demás, o algo que está forzando sus deseos. El amor no se puede forzar; la culpa sí, y lo hace. Si una responsabilidad no forma parte de sus pensamientos es que posiblemente no sea suya, aunque un simple razonamiento puede llevarle a la motivación para asumirla. Las circunstancias de ahora están ofreciéndole la libertad para cuidar de sus responsabilidades reales con cariño y naturalidad.

Lo importante es llegar

En lugar de apresurarse para encontrar una nueva oportunidad, debe comprender que la oportunidad está buscándolo realmente. Intentando forzar o empujar adelante los acontecimientos sólo producirán los mismos sentimientos viejos de descontento que antes tenía. Debe empujarlos y eliminarlos pues este no es un tiempo para hacer, sino un tiempo para ser. Reduzca la velocidad, deténgase, y admita que se siente perdido en el gran océano de la vida.

Todo este sentimiento está estallando para conseguir salir fuera, y puede ocasionar que se manifieste en lo que llamamos depresión. En realidad, es la supresión de sus emociones lo que ocasiona el mal. Una vez que estas emociones se han reconocido, y los sentimientos involucrados se han soltado de su cuerpo, una tremenda mejora en su estado llegará, logrando conjuntamente una mejor salud física y emocional.

Así que, y para terminar este cambio que le pedimos debe comenzar ahora, sepa que un corazón benevolente y una vida afectiva saludable, no ocasionan distorsiones en la mente, sino que la equilibran y permiten que la memoria funcione correctamente. No hay nada peor que una mente ofuscada para nuestro limitado cerebro.

CAPÍTULO 7

Problemas de la memoria

La memoria nos puede meter en problemas, pues con frecuencia se nos olvida el pasado y en otras ocasiones lo distorsiona, y algunos recuerdos perturbadores nos persiguen desde hace años. Sin embargo, también nos basamos en la memoria para realizar una asombrosa variedad de tareas en nuestra vida cotidiana, por ejemplo, recordar conversaciones con amigos o recordar unas vacaciones en familia, citas y diligencias que necesitamos para trabajar, elegir las palabras que nos permiten hablar, los alimentos que nos gustan y disgustan, adquirir los conocimientos necesarios para un nuevo trabajo –todo ello depende, en una forma u otra-, de la memoria. Juega un papel tan dominante en nuestra vida cotidiana que a menudo se dan por sentado hasta que un incidente nos hace olvidar o distorsiona los hechos.

Los errores de memoria han fascinado a los científicos, y durante la última década ha llegado a ocupar un lugar destacado en nuestra sociedad. Encuentros olvidados, gafas fuera de lugar y fracasos para recordar los nombres de caras conocidas, se están convirtiendo en algo común para muchos adultos que están muy ocupados tratando de hacer malabares con las demandas del trabajo y la familia, y hacer frente a la desconcertante variedad de nuevas tecnologías de comunicación. ¿Cómo lograr recordar las contraseñas múltiples y las claves de acceso? ¿Cómo retener toda la nueva tecnología, tan variada y compleja?

Además de lidiar con las frustraciones de los fallos de memoria en la vida cotidiana, el fantasma horrible de la enfermedad de Alzheimer se cierne en el horizonte. A medida que el público en general es cada vez más consciente de sus horrores, las perspectivas de una vida dominada por los olvidos, aumenta aún más las preocupaciones con la memoria.

Aunque la magnitud de la distorsión de la memoria en ocasiones se exagera, con frecuencia se hace dramática. También es posible que la fantasía llene las lagunas y que nos inventemos historias. Esto fue lo que ocurrió con Binjimin Wilkomirski, cuyo libro de memorias del Holocausto, ganó la aclamación mundial por retratar la vida desde la perspectiva de un niño. Luego se comprobó que era pura invención, pero aunque se le acusó de mentiroso, él siguió diciendo que todo era cierto.

Los errores de memoria son tan fascinantes como importantes. Se pueden dividir en siete transgresiones fundamentales: transitoriedad o fugacidad, distracción, bloqueo, atribución errónea, sugestibilidad, sesgo y persistencia, la mayoría de los cuales se producen con frecuencia en la vida cotidiana y puede tener graves consecuencias para todos nosotros.

Transitoriedad, distracción y **bloqueo** son pecados de omisión: no somos capaces de traer a la memoria un hecho deseado, evento o idea.

Fugacidad se refiere a un debilitamiento o la pérdida de memoria en el tiempo. Es una característica básica de la memoria, y el culpable de muchos problemas de memoria.

La **distracción** implica una interrupción en la interfaz entre la atención y la memoria. Perder las llaves o las gafas, u olvidar una cita para comer, por lo general se produce porque estamos preocupados o distraídos, por problemas, y no centrar la atención en lo que tenemos que recordar.

El **bloqueo**, implica una búsqueda frustrada de la información que puede ser desesperada tratando de recuperarla. Todos hemos tenido la experiencia de no recordar un rostro familiar. Esta experiencia frustrante ocurre a pesar de que estamos atendiendo cuidadosamente a la tarea en cuestión, y como el nombre deseado no se ha borrado de la mente se manifiesta inesperadamente al paso de las horas o días después.

Los próximos cuatro pecados de atribución errónea, sugestibilidad, el sesgo y la persistencia son todos pecados de comisión: alguna forma de memoria está presente, pero es incorrecta o no deseada.

El pecado de la **atribución errónea** consiste en asignar una memoria a la fuente equivocada: la **fantasía** confunde la realidad, y recordamos cosas de forma desvirtuada después de haber leído el periódico. Esto es mucho más común de lo que mucha gente cree, y tiene implicaciones potencialmente profundas en ámbitos legales.

La **sugestibilidad** se refiere a los recuerdos que se implantan como resultado de preguntas capciosas, comentarios o sugerencias cuando una persona está tratando de llamar a una experiencia pasada. Como atribución errónea, es especialmente relevante para -y veces puede causar estragos- en el sistema legal.

La **parcialidad** refleja las influencias poderosas de nuestro conocimiento actual y las creencias sobre cómo recordamos nuestro pasado. A menudo, modificar o reescribir completamente nuestras experiencias anteriores -sin saberlo e inconscientemente- teniendo en cuenta lo que ahora sabemos o creemos, puede ser una interpretación sesgada de un incidente específico, o incluso de un periodo largo de nuestras vidas, que dice más sobre cómo nos sentimos ahora que lo que pasó entonces.

La **persistencia** implica el recuerdo repetido de información perturbadora o eventos que preferiríamos desterrar de nuestra mente por completo: recordamos lo que no podemos olvidar, a pesar de que nos gustaría que no ocurriera. Todo el mundo está familiarizado con la persistencia hasta cierto punto: recuerde la última vez que de repente se despertó a las 3 de la mañana, al no poder apartar de su mente un error doloroso en el trabajo o en un resultado decepcionante en un examen importante. En los casos más graves de depresión grave o una experiencia traumática, la persistencia puede ser incapacitante e incluso potencialmente mortal.

Los nuevos descubrimientos, algunos basados en los avances recientes de la neurociencia, que nos permiten ver el cerebro en acción, que aprende y recuerda, están empezando a iluminar la base de los siete pecados. Estos estudios nos permiten ver bajo una nueva luz lo que está pasando dentro de nuestras cabezas durante los incidentes frustrantes de falta de memoria o error que pueden tener un impacto significativo en nuestra vida cotidiana. Pero para entender los siete pecados más profundamente, también tenemos que preguntarnos por qué nuestro sistema de memoria ha llegado a presentar estas propiedades molestas y a veces peligrosas: ¿Los siete pecados representan los errores cometidos por la madre naturaleza en el curso de la evolución? ¿Es la memoria defectuosa una manera que ha colocado a nuestra especie en riesgo innecesario? No lo creo. Por el contrario, sostengo que cada uno de los siete pecados es un subproducto de las características deseables y de adaptación de la mente humana. Vamos a considerar dos de los pecados de memoria más comunes: transitoriedad y la distracción.

Transitoriedad
Tomemos, por ejemplo, la conclusión de las pruebas más publicitadas en esta historia: un jurado absolvió a OJ Simpson por asesinato y la sentencia se extendió rápidamente, ocasionando reacciones de indignación o júbilo,

y mucha gente habló de ello durante días y semanas después. El veredicto parecía justo el tipo de acontecimiento que la mayoría de nosotros siempre recordaría vivamente: ¿cómo reaccionamos a él, y dónde estábamos cuando nos enteramos de la noticia?

Ahora, ¿puede recordar cómo se enteró de que Simpson había sido absuelto? Lo más probable es que no se acuerde, o que lo que recuerda sea erróneo. Cuando los investigadores probaron los recuerdos de un grupo de estudiantes 15 meses más tarde, sólo la mitad recordó con exactitud la forma en que se enteró de la decisión. Cuando se le preguntó de nuevo casi tres años después del veredicto, menos del 30% de los recuerdos de los estudiantes eran exactos, casi la mitad estaban salpicados de errores importantes.

El culpable de este incidente es el pecado de transitoriedad: olvidar lo que se produce con el paso del tiempo. La investigación ha demostrado que minutos, horas o días después de la experiencia, la memoria conserva un registro relativamente detallado, lo que nos permite reproducir el pasado con exactitud razonable si no es perfecto. Pero con el paso del tiempo, se desvanecen los detalles y las oportunidades se multiplican por interferencia -generada por experiencias posteriores, similares- a difuminar nuestros recuerdos.

¿Hacer mediciones de la actividad cerebral en el momento en que la percepción se está transformando en una memoria permitiría a los científicos predecir el futuro del recuerdo y el olvido de un evento en particular? Si es así, ¿qué regiones nos permiten hacer las previsiones?

Sabemos que dos regiones del cerebro muestran una mayor actividad cuando la gente hace juicios abstractos / concretos acerca de las palabras que más tarde se recuerdan en comparación con aquellas a las que más tarde se olvidan. Una estaba en la parte interna del lóbulo temporal, una parte del cerebro que, cuando se daña, puede resultar en graves pérdidas de memoria. La otra región cuya actividad predice la memoria posterior se encuentra más adelante, en la parte inferior izquierda del gran territorio conocido como los lóbulos frontales.

Estudios previos de neuroimagen indican que la parte inferior izquierda del lóbulo frontal funciona especialmente difícil cuando la gente guarda detalles sobre información que se asocia con lo que ya sabemos.

Estos resultados son emocionantes porque hay algo fascinante, casi de ciencia ficción, pues mirando en el cerebro de una persona en el presente, podemos predecir lo que probablemente va a recordar y olvidar en el futuro. Pero más allá de un ejercicio de adivinación científica, estos estudios lograron rastrear algunas de las raíces de la transitoriedad de las operaciones de codificación en fracciones de segundo que tienen lugar durante el nacimiento de un recuerdo.
Lo que ocurre en las regiones frontal y temporal durante esos momentos críticos determina, al menos en parte, que una experiencia será recordada por toda una vida, o quedar en el olvido.

Distracción

En un día muy frío en febrero de 1999, 17 personas se reunieron en la oficina del piso 19 de un rascacielos de Manhattan para competir por un título conocido como Campeón Nacional de la Memoria. El ganador de los EE.UU. pasaría a luchar por el campeonato del mundo de memoria varios meses más tarde en Londres.

A los participantes se les pidió que memorizaran miles de números y palabras, páginas de caras y nombres, poemas largos y cubiertas de tarjetas. El vencedor en esta batalla de virtuosos mnemotécnicos, una auxiliar administrativa de 27 años de edad, de nombre Tatiana Cooley, se basó en técnicas de codificación clásicos: la generación de imágenes visuales, historias y asociaciones que vinculen la información que llega a lo que ya sabe. Dada su probada capacidad para meter grandes cantidades de información en la memoria, también se puede esperar que la vida cotidiana de Cooley estuviera libre de los tipos de problemas de memoria que se dan en las personas. Sin embargo, esta campeona de memoria se considera peligrosamente olvidadiza. "Soy muy distraída", dijo Cooley a un reportero. Temerosa de que se olvide de llevar a cabo las tareas cotidianas, Cooley depende de sus listas de tareas y notas garabateadas en las almohadillas adhesivas. "Vivo en la Post-its", admitió con pesar.

La imagen de una Campeona Nacional de la Memoria dependiente de Post-it en su vida cotidiana tiene un carácter paradójico, incluso surrealista: ¿Por qué alguien con una capacidad prodigiosa para recordar tiene que anotar todo? Lo cierto es que no tenemos las mismas capacidades de memoria y estrategias que se utilizan para memorizar cientos de miles de palabras o números que aquella que nos sirve para recordar que tenemos que recoger una jarra de leche en la tienda. El abismo que separa el rendimiento de Cooley en el campeonato de memoria con su vida cotidiana olvidadiza, ilustra la distinción entre la fugacidad y la distracción. Los tipos de fallos de memoria cotidianos que Cooley pretende remediar con las notas Post-it tienen poco que ver con la transitoriedad. Este tipo de fallos de memoria reflejan el pecado de distracción: lapsos de atención que resultan al no recordar la información que nunca fue bien codificada correctamente (en su caso) o está disponible en la memoria, pero se pasa por alto en el momento en que tenemos que recuperarla.

Para apreciar la distinción entre la fugacidad y la distracción, considere los siguientes tres ejemplos:
1. Un hombre llega hasta una pelota de golf y la golpea hacia su objetivo. Después de esperar unos minutos para que su compañero golpee, el hombre, pone su pelota de nuevo, olvidándose de que golpeó la primera unidad.
2. Un hombre pone sus gafas en el borde de un sofá. Varios minutos más tarde, se da cuenta de que no puede encontrarlas, y gasta una media hora buscando en su casa antes de localizarlas.
3. Un hombre coloca temporalmente un violín en la parte superior de su coche. Olvidando que lo ha hecho, se marcha con el violín todavía encaramado en el techo.

Superficialmente, los tres ejemplos parecen reflejar un tipo similar de rápido olvido. Por el contrario, es probable que sea ocasionado por razones muy diferentes.

CAPÍTULO 8

Técnicas de memoria y mnemotécnica

Rima-clave

Para pedir primero algo de una lista memorice las palabras importantes que puedan asociarse con números. Por ejemplo, comida con uno; zapato con dos, obligar a refugiarse en un portal con tres, puerta con cuatro, enjambre con cinco, etc., Luego cree una imagen de los artículos que necesita recordar con palabras claves. Por ejemplo, si tuviera que recordar las cuatro comidas básicas agrupadas, carne, pescado, cereales, frutas y verduras, imagine ganado con zapatos, un saco de grano suspendido en un árbol, y abriendo una puerta que da a un cuarto lleno de frutas y verduras.

El método de los sitios

Para memorizar aproximadamente veinte artículos, seleccione cualquier lugar que haya tenido que emplear mucho tiempo para memorizarlo. Imagínelo atravesándolo y seleccionando lugares claramente definidos, la puerta, sofá, refrigerador, estante, etc. Imagínese poniendo objetos que necesita recordar en cada uno de estos lugares atravesando esta situación en un camino directo. Ahora necesita un camino directo normal y situaciones claramente definidas para que pueda resultar fácil recuperar estos objetos.

Por ejemplo, si tuviera que recordar a George Washington, John Lennon, y Marilyn Monroe, podría imaginarse caminando a la puerta de ese lugar y viendo un dólar pegado en la puerta. Cuando abre la puerta allí estará Washington reclinando en el sofá, Lennon leyendo y Marilyn comiendo.

El método Keyword

Cuando necesite recordar palabras extranjeras, deberá seleccionar una palabra importante en español que se parezca a esta palabra extranjera. Luego, piense en una imagen que involucre una palabra con el significado español de la palabra extranjera. Por ejemplo, considere la palabra española "cabina" como "cabina telefónica." Para la palabra en inglés, podría pensar en "taxi en una cabina", inventando una imagen de un taxi que intenta encajar en una cabina telefónica. Cuando vea la palabra "cabina" en el examen, debe poder revocar la imagen del taxi para así poder recuperar la definición "cabina telefónica."

La técnica de la imagen-nombres

Para recordar nombres simplemente invente cualquier relación entre el nombre y las características físicas de la persona.

Por ejemplo, si tuviera que recordar el nombre Isabel, puede arraigar el nombre en su memoria notando que ella tiene "rizado" el pelo alrededor de sus orejas.

Encadenando

Una lista. Cree una historia donde cada palabra o idea que tiene que recordar le proporcionen una señal para la siguiente que necesita revocar.

Si tuviera que recordar las palabras cuántica, oreja, mujer y España, podría inventar una historia sobre una mujer que estudia física cuántica, que escucha tras las puertas de su casa, y que vive en España.

EJERCICIOS PARA POTENCIAR LA MENTE Y EL CUERPO

Primero: los olores

Cuando te despiertes, al comienzo del día, mantén los ojos cerrados e intenta reconocer todas las fragancias u olores que percibas. El olor puede ser fuerte, como el aroma del café procedente de la cocina, o más sutil, como el de los restos del aroma de las sábanas. Puede también que no percibas ningún olor. Quédate al menos dos minutos con los ojos cerrados buscando todas las variaciones que tu nariz pueda recibir. Al levantarte, toma la resolución de que estás especialmente consciente del sentido del olfato durante todo el día.

Resultará particularmente efectivo si puedes emplear un día en el que tengas que pasar por varios lugares, para así obtener mayor variedad de estímulos. Sé consciente de todos los olores que percibas, sean agradables o no, pero no hagas juicios de valor sobre los olores, clasificándolos en malos o buenos. Simplemente, sé consciente del efecto que cada olor y fragancia tiene sobre ti en todos los aspectos. A veces, te sorprenderá comprobar que algunos olores clasificados convencionalmente como "malos" pueden ocasionalmente resultarte agradables. Asume mentalmente que todo lo que vas a oler hoy tendrá un olor agradable y cierra los ojos para experimentar aromas útiles y comprueba si te traen a la mente recuerdos o emociones particulares. No te limites a olores obvios como las flores o el humo del tráfico, y trata de oler la televisión antes de sentarte a verla, así como el bolígrafo o el lápiz con el que escribes y el papel pintado del salón mientras pasas por él. Date cuenta del efecto que cada olor tiene sobre ti.

Segundo: la respiración

Durante el día, haz pausas periódicas para tomar conscientemente una respiración profunda, manteniendo la columna vertebral derecha, respirando por la nariz y tomando aire con profundidad. Que el estómago se dilate lo más posible y mantén los pulmones en extensión durante unos pocos segundos antes de exhalar. Al espirar, saca rápidamente el aire por la nariz hasta que hayas expulsado todo el aire de los pulmones.

Tercero: los sonidos

Busca un sitio cerca del mar, en donde puedas oír las olas romper contra la costa. Si esto no es posible, busca un disco o grabación del sonido de las olas del mar. Ponte de pie en postura relajada y cierra los ojos y escucha las olas mientras deceleras la respiración. Inspira cuando el agua se retira mar adentro y exhala cuando rompen.

Cuando el sistema de respiración está bien establecido, comienza a sincronizar el movimiento del cuerpo con las olas. Al inspirar, déjate caer hacia un lado en la postura del agua y al exhalar, da un paso hacia delante, como si fueses una ola rompiendo en la costa. Déjate caer hacia el lado opuesto en el ciclo siguiente, recuerda la sensación de agua y trata de reproducirla. Repite el ciclo nueve veces. Respira profundamente y abre los ojos.

Cuarto: el sabor

Al despertarte por las mañanas, uno o dos días después de haber realizado el ejercicio anterior, mantén los ojos cerrados e intenta reconocer los sabores que percibas. Pasa la lengua por los dientes y encías, abre ligeramente la boca y saborea el aire al respirar, o pasa la punta de la lengua por los nudillos del puño. Quédate un minuto o dos con los ojos cerrados para experimentar todo lo que afecta al sentido del gusto.

Al levantarte, haz la afirmación para ti de que vas a estar especialmente consciente del sentido del gusto durante todo el día.

No es necesario que modifiques tu dieta en el día señalado; de hecho, se recomienda que comas alimentos normales. La diferencia está en el grado de atención que dirijas al sentido del gusto. Come todos los alimentos de manera lenta y deliberada, cerrando los ojos cuando puedas para aumentar la conciencia del sabor. No distraigas tu atención conversando en las cosas inútiles y emplea el doble del tiempo usual en masticar cada bocado de comida. Antes de poner algo en la boca, intenta imaginar la sensación del sabor que experimentarás. Imagina que cada bocado constituye una nueva sensación de sabor, no importando lo familiar que pueda resultarte y asume mentalmente que todo lo que gustes hoy tendrá un sabor agradable e interesante.

Quinto: el oído

Pon una pieza musical rítmica en tu equipo musical, algo que haga mover a tu cuerpo cuando la oigas. Ajusta el volumen de manera que puedas oír el nivel normal de una conversación sobre el pasaje más ruidoso de la música. Un sonido más fuerte que éste puede causar un daño irreparable a tu oído, un sentido muy importante para estar alerta.

Sexto: sensaciones

Cierra los ojos y recuerda la sensación de fuego. Ponte sentado e inspira intensamente espirando con rapidez, siguiendo un movimiento rápido con tu respiración. Repite la respiración dos veces, cada vez sintiendo más necesidad de moverte, como si estuvieras lleno de una energía anhelando ser liberada. Da tres pasos rápidos en una dirección; entonces, mientras respiras normalmente, vuelve a la posición de partida. Elige otro de los nueve puntos cardinales y repite. El noveno, o línea central es vertical, y como empiezas desde ésta, no hace falta que la repitas.

Cuando estés familiarizado con este ejercicio quédate en el centro, deja que tu respiración se haga más lenta hasta respirar normalmente. Tras una última respiración profunda, abre los ojos.

Séptimo: la vista

Al despertar por la mañana, uno o dos días después de realizar el ejercicio anterior, abre los ojos y deja que tu vista recoja lo que está directamente frente a tus ojos. Sin mover el cuerpo en absoluto, ajusta el enfoque visual a varias distancias y mira algún objeto de la habitación y su sombra. Borra tu visión intencionadamente y ve lo que queda enfocado automáticamente. Traslada la concentración desde la sábana que está al lado de tu cara a otra que esté a distancia media y quédate unos dos minutos experimentando con el sentido de la vista y con el mecanismo de enfoque en tus ojos. Al levantarte, toma la determinación de que estarás consciente del sentido de la vista durante todo el día.

Cierra los ojos y ejerce una ligera presión con la punta de los dedos sobre los párpados. Varía los ángulos y la intensidad de la presión y observa los diferentes colores y formas que verás. Mientras contemplas las impresiones visuales, sé consciente que tú creas las visiones que ves y que su realidad es producto de tu mente al reaccionar a un estímulo a lo largo del día. Estate especialmente dispuesto para percibir la intensidad de los colores y observa cuáles se usan para crear impresiones específicas o respuestas emocionales sutiles. Averigua cuáles son los colores más atractivos para ti y los colores predominantes en tu armario de guardar ropa. Ocasionalmente, borra la visión ligeramente de manera que los colores destaquen sobre el valor o significado de las cosas que te rodean y mientras observas los colores, comprueba si te viene a la mente algún recuerdo o emoción.

Octavo: visión periférica

Una segunda área dentro de la percepción visual podría ser ver imágenes nuevas en zonas familiares. Observa tus patrones de visión normales y date cuenta de la cantidad de material visual que dejas sin percibir. Trata de recordar qué apariencia tiene el día en cuanto al clima. Contempla lugares familiares como si hubieras estado ciego hasta ese momento.
Mira conscientemente a las caras de los que te rodean. No te fijes tan intensamente que molestes a los demás; simplemente permanece en sus ojos. Durante todo el día dedícate a este ejercicio, concentrándote en ser consciente mirando detrás de los ojos de otros.

Noveno: el viento

Un día en que haya fuerte viento, busca una zona relativamente desierta. Observa cualquier objeto que pueda hacerte caer y evítalos. Ponte en pie en medio de la zona elegida, en posición natural. Cierra los ojos y recuerda la sensación de viento y trata de reproducirla. Comienza la respiración con una inhalación seguida de profunda y larga exhalación. Repite esta respiración tres veces mientras limpias la mente de otros pensamientos.

En la siguiente ráfaga de viento, deja que te empuje a donde vaya y muévete en la postura de viento sólo cuando sientas el auténtico empujón del aire. Estate atento a los leves cambios de dirección que acompañan cada ráfaga y date cuenta cómo las ráfagas te mueven en una dirección general, pero parecen empujarte en espiral hasta llegar allí. Cuando hayas realizado nueve inspiraciones-viento, quédate quieto. Toma una respiración y abre los ojos.

Décimo: percibir

Cuando despiertes por la mañana, un día o dos después de realizar el ejercicio tres, mantén los ojos cerrados e intenta reconocer las sensaciones físicas que sientas. Sin moverte en absoluto, haz un rápido reconocimiento de todo el cuerpo, recogiendo toda impresión táctil. La sensación de la ropa, la posición de tus miembros, el contacto o el calor de quien tengas a tu lado, todo debe estar en tu conciencia. Quédate al menos durante dos minutos con los ojos cerrados para percibir todas las variaciones que tu sentido de percepción corporal pueda recoger. Al levantarte, toma la resolución de que vas a estar especialmente consciente del sentido del tacto durante todo el día.

A lo largo del día experimenta conscientemente varios estímulos para el sentido del tacto. Puedes quedar sorprendido de que algunas sensaciones clasificadas convencionalmente como "malas" te resulten agradables. Asume mentalmente que todo lo que sientas hoy será una sensación agradable. Sé consciente de la variación de temperaturas en torno a tu cuerpo y toma parte consciente en toda sección muscular que lleves a cabo, sea correr, masticar o mover objetos. Observa las sensaciones producidas en tu cuerpo con la ropa. Observa tu resistencia o adaptación a los movimientos de vaivén de los vehículos en los que montes.

Undécimo: relajarte

En cierto momento del día, busca un lugar tranquilo y confortable en el que puedas tumbarte boca arriba. Relaja todo tu cuerpo y deja que los acontecimientos del día abandonen tu conciencia. Cierra los ojos y toma una respiración lenta mientras imaginas que el aire que inspiras llega hasta el fondo de tu cuerpo, y sientes que tus pulmones expanden al máximo. Repite esta respiración profunda dos o tres veces para aclarar tu mente y tus pulmones. Entonces, comienza a tensar el cuerpo, empezando por el punto central, en el plexo solar. Siente la tensión moverse a través del tronco hacia arriba, abajo y a los lados mientras mantienes la tensión muscular en el centro. Mantén la tensión mientras desplazas tu conciencia a través del cuerpo, tensando cada músculo durante el recorrido. Al final, cierra los dedos de las extremidades hacia dentro y ejerce tensión total en todos los músculos del cuerpo. En ese momento deberías estar virtualmente separado de la superficie en la que está tumbado. Elimina la tensión repentinamente, relajando todos los músculos al tiempo que sueltas el aire. Procediendo cada vez con un miembro, relaja conscientemente cada músculo hasta que el cuerpo esté completamente sin tensión. Comienza con los dedos y vete avanzando hasta el centro del cuerpo. Siente conscientemente cada músculo mientras te relajas.

OTROS

Los diversos sistemas para potenciar la mente, tanto promocionados por sectas como por organismos más científicos, siempre encuentran nuevos conversos pues a nadie le molesta tener una mente más capaz.

Desdichadamente, en el ámbito médico no existe ninguna disciplina o método para ello (salvo administrar medicamentos), por lo que las personas deseosas de mejorar antes su mente que su cuerpo deben forzosamente buscar otras alternativas.

Para conseguirlo, debes también crear una fase cerebral y a menudo necesitarás hacerlo en un corto espacio de tiempo, un fin de semana, o tal vez incluso un día. Las siguientes son seis técnicas primarias usadas para generar el cambio y para ello se necesita trabajar en grupo o al menos dos personas. El encuentro o reunión de entrenamiento se produce en un lugar en el que los participantes están separados del mundo exterior y puede ser cualquier lugar: una casa privada, un emplazamiento rural remoto, o incluso la sala de un hotel.

Técnica uno

En un primer paso, hay que efectuar una larga charla acerca de la importancia de "mantener los compromisos" en la vida, pues si no se mantienen el progreso no llegará. Es una buena idea mantener los compromisos, por lo que resulta práctico efectuar juramentos mentales o verbales sobre nuestra intención de mantenerlos

Técnica dos

El siguiente paso es comprometerse a completar el entrenamiento, asegurando así un alto porcentaje de éxitos. También hay que comprometerse generalmente a no tomar drogas, fumar, y a veces a intentar modificar los hábitos alimentarios perjudiciales. La verdadera razón para el compromiso es alterar la química interna para eliminar la ansiedad. Es interesante comunicar a nuestros amigos y familiares nuestra decisión de mejorar las facultades mentales mediante un sistema de entrenamiento adecuado.

Técnica tres

Hay que emplear desde ahora un nuevo argot, o al menos un lenguaje más sofisticado y correcto, pues parece una incongruencia que una persona que está mejorando su potencial mental hable de mala manera y con palabras soeces.

Técnica cuatro

El sentido del humor es básico, lo mismo que aprender a reírse. En la medida en que aumentemos nuestro caudal de risas llegará a nuestro cuerpo la alegría y el humor, como símbolo de la felicidad que se acaba de encontrar.

Técnica cinco

Hay que encarar el trabajo y los negocios bajo una perspectiva mucho más humana y cariñosa, al mismo tiempo que estamos seguros de que todo saldrá bien, o al menos mejor que antes.

Técnica seis

Hay que tratar de mejorar el carisma personal, y eso se logra mejorando nuestra indumentaria, peinado, modo de hablar y, por supuesto, nuestro comportamiento en sociedad. La guerra que debemos entablar es contra la vulgaridad, aunque la veamos a nuestro alrededor.

Técnica siete

Escuche música de calidad, especialmente clásica, y comience a leer a los grandes filósofos y pensadores. No se limite a los libros que están ahora de moda, pues posiblemente le resultará más útil leer a los grandes filósofos griegos.

CAPÍTULO 9

El pensamiento liberado

El primer paso es LA REDUCCIÓN DE LA ALERTA con la cual se pretende distinguir entre fantasía y realidad. Esto se puede llevar a cabo de diferentes maneras:

1.   La **dieta pobre** es una de ellas; cuidado con la carne de mamíferos, la leche y la sal purificada. El azúcar blanco estropea el sistema nervioso.

2.   Más sutil es la **dieta espiritual** pues en ella solamente se comen vegetales y fruta, sin la ayuda de lácteos ni pescados. Esto elimina la agresividad a favor de la agilidad mental.

3.   El **sueño inadecuado** es otra forma primaria de reducir la alerta, especialmente si se combina con largas horas de trabajo o de intensa actividad física. Busque el número de horas que le hagan estar bien todo el día.

El segundo paso es PROGRAMARSE:

1.   La persona debe ejercitarse mentalmente mientras se encuentra en estado de alerta, especialmente cuando viaja en los transportes urbanos.

2.　　　　　Hay que conseguir una nueva y más amplia información, con lecturas, discusiones en grupo, encuentros o sesiones cara a cara con personas de diferentes categorías e inquietudes sociales.

El tercer paso es LA DETENCIÓN DEL PENSAMIENTO:

1.　　　　　Se utilizan técnicas como la sofrología que hacen que lamente se quede "plana" en los momentos de descanso, especialmente antes de dormir.
2.　　　　　Las técnicas de "estado alterado de la conciencia" inducen a la calma dándole a la mente algo simple en lo que fijar la atención. Manteniéndolo mucho tiempo se produce una sensación de euforia y claridad mental.

Hay tres técnicas básicas usadas para detener el pensamiento:

•　　　　　La primera es la **MARCHA**: el ritmo repetido, monótono, crea literalmente auto-hipnosis y por lo tanto gran susceptibilidad a la sugestión. Este es el tradicional sistema de contar ovejas para dormir.

•　　　　　La segunda técnica es la **MEDITACIÓN**. Si alguien dedica cada día una hora y media a la meditación, después de unas pocas semanas hay muchas posibilidades de que no vuelva al estado beta de conciencia. Puede permanecer en estado alfa por tanto tiempo como continúe practicando la meditación.

Cuanto más medita alguien, más plana es su mente hasta que, según algunos grupos religiosos, se llega al Nirvana, la bienaventuranza obtenida por la absorción e incorporación del individuo en la esencia divina.

• La tercera técnica para parar el pensamiento es **CANTAR**, y a menudo, cantar en la meditación. "Hablar en otras lenguas" puede ser también incluido en esta categoría.

Estas tres técnicas producen un estado alterado de la conciencia y será estupendo si uno mismo está controlando el proceso, porque así se controlan también las influencias que le llegan de fuera.

La medicina de la mente

Probablemente algunos ya habrán escuchado el término Medicina Cuántica en alguna plática o libro. Lo interesante, es que no sólo implica una sola técnica, sino que envuelve una serie de alternativas que nos pueden ayudar a mejorar nuestros niveles físicos, mentales y espirituales.

La medicina cuántica es una oportunidad de dar al ser humano herramientas para que conozca más de sí mismo y se involucre en conocimientos que aparentemente sólo se imparten a algunos iniciados. Este es el caso de la sensibilización al campo bio-energético, el uso de cuarzos, la digito-puntura, la visualización, manejo de energía, técnicas de relajación profunda que no requieren posiciones especiales, y muchos otros.

Abrir nuestra mente a otros campos de estudio nos permite avanzar junto con la ciencia, y al mismo tiempo nos expande nuestra conciencia para ver desde diversos puntos de vista todo lo que nos rodea, lo que acontece, las causas y los efectos de todos los pensamientos y actos. Asimismo, podemos conocer los diversos usos que se le pueden dar a cosas tan sencillas que tenemos a nuestro alcance, como las plantas, las gemas, los cuarzos y la fuerza de nuestra mente principalmente, ya que basándonos en la ciencia la energía no se crea, la energía siempre existe, solo se transforma y en este proceso la voluntad y la mente son decisivas.

Al utilizar estas tres fuerzas, podemos atraer hacia nosotros lo que necesitemos, enfocando nuestros esfuerzos para lograr nuestras metas. Por ejemplo, si alguien está enfermo, en medicina cuántica se practica el enviar pensamientos positivos de curación, imaginar qué es lo que la persona requiere para estar sano, visualizar su cuerpo totalmente rodeado de luz curativa, y pedir al Todopoderoso que envíe su alivio a esa persona. Estos pensamientos actúan como una oración que es bien recibida. Indudablemente no basta para lograr la curación, pero se crea un ambiente no caótico que contribuye a estabilizar las sensaciones corporales y el pensamiento.

Mentes unidas, antes que manos unidas

Si tomamos una piedrecilla y la lanzamos en un estanque, vemos que se van formando ondas, que se van expandiendo cada una más grande que la otra; esto tan sencillo nos muestra que al enviar un pensamiento positivo se expande y aumenta con la intensidad que se lanza. Por lo tanto, si muchas personas envían mensajes desde su mente están incrementando la fuerza de esta energía, que cuánticamente se multiplica. Por el contrario, si las mentes están obsesionadas en sólo su propia conveniencia, el egoísmo, la avaricia, el poder, el control, crean su propio cerco y se rodean de negatividad. Esa energía que atraviesa las dimensiones invisibles llega a lastimar el cuerpo físico causándole dolencias, molestias o enfermedad. Esto es lo que realmente ataca a las personas, y por eso el mundo entero sufre mucho en la actualidad. Intente curarse en un hospital donde reine la hostilidad y la confusión, y verá de lo que estoy hablando.

Estamos entrando a una nueva era, en donde las mentes tienen la solución, pueden hacer el cambio, y solo se requiere el deseo de dar y compartir con muy poco esfuerzo, para legar a las futuras generaciones la ilusión de vivir una realidad en un universo lleno de armonía entre los seres humanos. Pero no olvidemos que el potencial de poder que le demos a nuestra mente depende mucho de la salud física y mental.

Nuestro potencial interno

Cada ser humano, al lado de lo que podríamos llamar el "hombre rutinario", lleva en su interior un ser superior que permanece oculto hasta que llegue a ser despertado; mas solamente uno mismo puede despertar este ser superior dentro de sí. En tanto esto no se logre, permanecen ocultas las facultades superiores que duermen en todo hombre y que conducen al conocimiento suprasensible. Mientras el discípulo no perciba en sí el fruto de la quietud interior, habrá de decirse que ha de perseverar en la severa y estricta observancia de la referida regla. Para toda persona que así proceda, llegará el día en que le circundará la luz espiritual y en que, mediante un ojo antes desconocido, verá abrirse un mundo enteramente nuevo.

Nada ha de cambiar en la vida exterior del discípulo por el hecho de comenzar a observar esta regla. Cumplirá con sus deberes como antes, soportará las mismas penas y experimentará los mismos placeres. De ninguna manera quedará apartado de la vida normal; por el contrario, durante las demás horas del día podrá dedicarse más intensamente a esta "vida", porque en sus instantes escogidos adquiere una "vida superior". Poco a poco esta "vida superior" ejercerá su influencia sobre la existencia ordinaria y la quietud de los momentos escogidos ejercerá su efecto también sobre las ocupaciones cotidianas. El hombre entero se tomará más sosegado, adquirirá más firmeza en todas sus acciones y ya no perderá su serenidad por toda clase de incidentes.

CAPÍTULO 10

Cómo mejorar la memoria cotidiana

Trabajo de memoria o cociente intelectual (CI) es la memoria que conscientemente podemos tener en nuestra mente en cualquier instante, como un número de teléfono. La mayoría de la gente sólo puede contener cerca de cuatro elementos totalmente independientes en su memoria de trabajo y eso se relaciona con la inteligencia. Los sabios son listos no por sus cualidades cerebrales, sino por los datos que retienen en su memoria, solamente los necesarios.

La razón es que el pensamiento involucra a raudales en el cerebro trozos de la información contenida en la memoria de trabajo y los flujos de trabajo de memoria son como una transmisión de vídeo en el ordenador a través de Internet. Cuantos más datos selectivos se pueden mantener en la memoria de trabajo, la información en el cerebro será más efectiva, lo que se traduce en inteligencia.

El CI no es fijo y suele mejorar de manera espectacular en los primeros años escolares en todos los niños. Por otra parte, un estudio reciente muestra que tanto el CI verbal y no verbal puede cambiar (para bien o para mal) en la adolescencia. Se asombraría lo que cambia este índice a lo largo de la vida.

Los educadores han sabido desde hace tiempo que es posible entrenar a niños afectados de TDAH (trastorno de atención) si tienen buena memoria de trabajo, y así mejorar su rendimiento escolar. Sin embargo, la idea de que la capacidad de memoria de trabajo podría ampliarse en la formación de niños normales todavía no ha alcanzado gran popularidad. La enseñanza moderna está basada en el entendimiento, no en la memoria. Sin embargo, los investigadores en Japón recientemente probaron que mejorando la memoria de trabajo con un sencillo método de entrenamiento, puede aumentar la inteligencia final en los niños aunque no mejore su CI.

La tarea de capacitación para ampliar la capacidad de memoria de trabajo consistió en la presentación de un dígito o una palabra por un segundo, con intervalos de un segundo entre los elementos. Por ejemplo, una secuencia puede ser 5, 8, 4, 7, con intervalos de un segundo entre cada dígito. La prueba para la recuperación podría ser de "Dónde en la secuencia está el 4?" o "¿Cuál es el número tercero?" Así, los estudiantes tenían que practicar mantener la secuencia de elemento de memoria de trabajo. Con la práctica, los formadores aumentaron el número de artículos 3 a 8.

Después del entrenamiento, los investigadores examinaron a los niños en otra tarea de memoria de trabajo. Los resultados obtenidos en este ensayo indicaron que en todos los niños la memoria de trabajo estaba correlacionada con los puntos de las pruebas de coeficiente intelectual. Cuando estudiantes de primer grado fueron evaluados para comprobar su inteligencia, los datos mostraron que las puntuaciones de inteligencia aumentaron durante el año en un 6% en los controles, pero se incrementó en un 9% en el grupo que había recibido el entrenamiento de la memoria. Como era de esperar, los niños de inteligencia baja mostraron la mayor ganancia en la formación de la memoria.

Otro estudio proporciona una fuerte evidencia de que el aumento de la capacidad de memoria de trabajo adulto elevará su coeficiente intelectual. Los sujetos fueron capacitados en lo que se denomina Dual N-back, una prueba en la que se les pidió que recordaran un estímulo visual en el pasado. En cada nuevo intento, las demandas de la tarea se incrementaron al pasar de uno a dos, tres, luego cuatro, durante unos 25 minutos.

Los investigadores encontraron que los puntajes de memoria de trabajo aumentaban el CI. Por otra parte, el efecto fue dependiente de la dosis, ya que las puntuaciones de inteligencia aumentaron en una constante línea recta. En la actualidad, creemos que la memoria de trabajo puede ser ampliada mediante el entrenamiento en la atención, la música y determinados juegos.

Juegos

La idea del software para el ejercicio cerebral es que jugar mentalmente a juegos complejos, nos harán más inteligentes. Quizá no sea cierto, pero al menos mejoran la capacidad para memorizar.

Cuando conseguimos buenos resultados con estos juegos y lo hacemos con un trabajo divertido, la recompensa biológica proviene de la liberación del neurotransmisor dopamina. La liberación de dopamina se promueve mediante la realización de tareas de memoria, lo que sugiere que son realmente gratificantes. En un estudio, personas que fueron entrenadas en tareas de memoria con un nivel de dificultad cerca de su límite de capacidad individual, todos mostraron una mayor capacidad de memoria de trabajo. Los escáneres de IRM funcional también mostraron que el entrenamiento de la memoria aumentó la densidad de la corteza cerebral de los receptores de dopamina D1, el subtipo de receptor que interviene en las sensaciones de euforia y recompensa.

Si los juegos son divertidos también pueden ayudar a la memoria de trabajo. El ejemplo más obvio es el ajedrez, pues para jugar bien hay que aprender a ampliar la capacidad de memoria de trabajo para mantener un plan de varios movimientos ofensivos, mientras que al mismo tiempo se sostiene un recuerdo de cómo el adversario pudiera responder a cada uno de los movimientos. Como era de esperar, hay estudios que muestran que las buenas puntuaciones de CI pueden mantenerse después de varios meses de jugar al ajedrez. Algunas escuelas, especialmente en las escuelas de las minorías en los barrios pobres, han visto mejoras notables en el trabajo escolar de los estudiantes que se unieron a los clubes de la escuela de ajedrez.

Cómo recordar las cosas

La capacidad de la mente para almacenar y recuperar la información es verdaderamente maravillosa. A pesar de que estamos moldeados por nuestra comprensión del pasado, gran parte de lo que nuestras mentes eligen recordar está fuera de nuestro control.

Normalmente estamos interesados en recordar lo que estamos aprendiendo, pues es algo que nos interesa. Pocas personas, por ejemplo, tienen dificultades para recordar los nombres de las personas que encuentran atractivas. Si no estamos intrínsecamente interesados en lo que estamos aprendiendo o tratando de recordar, debemos buscar una manera de llegar a estarlo.

Hay que encontrar una manera de aprovechar nuestra memoria visual y nos sorprenderemos de lo fácil que es recordar. Por ejemplo, imagine que está en una fiesta y le son presentadas cinco personas en una rápida sucesión. ¿Cómo puede rápidamente memorizar sus nombres? Escoja un solo rasgo visual que defina a cada persona y conéctelo a una representación visual de su nombre, preferentemente a través de una acción de algún tipo. Por ejemplo, puede recordar que Mike tiene las orejas grandes, creando una imagen mental de un micrófono que tiene grandes orejas de cera. Se requiere un esfuerzo mental para hacer esto, pero si se practica se sorprenderá de lo rápido que puede llegar a diseñar formas creativas para crear estas imágenes. He aquí otro ejemplo: ¿con qué frecuencia olvida dónde dejó sus llaves, sus gafas de sol, o su billetera? La próxima vez que ponga algo en algún sitio, haga una pausa un momento para notar dónde lo ha puesto, y luego imagine una pequeña explosión en ese sitio. Si visualiza la explosión con suficiente detalle, no se olvidará de dónde lo pone. Recuerde: la memoria es predominantemente visual.

Crear un árbol como enlace visual.

Si está tratando de memorizar un gran número de hechos, los encontrará si los relaciona en su mente visualmente con un árbol. Construya ramas grandes primero, luego lo demás. Las ramas y las hojas deben llevar etiquetas que sean personalmente significativas para usted, de alguna manera, y la organización de los hechos ("hojas") debe ser lógica. Por ejemplo, es más fácil de recordar 467890 como "467" y "890" que los seis dígitos individuales.
Hay que asociar lo que se está tratando de aprender con lo que ya se sabe.

Escriba los elementos a memorizar.

Entre otras cosas, así es como se aprende en la escuela, y en la facultad de medicina es normal aprender simultáneamente el nombre de las bacterias, con las infecciones que causan y los antibióticos utilizados. No se olvide escribir los datos complejos. En otras palabras, no sólo hay que copiar la lista de hechos que estamos tratando de aprender, sino que debemos hacer una historia con esos elementos y luego escribirlos otra vez y otra vez, y otra vez. Al hacer esto, estamos imitando el modo de enseñar de nuestros maestros (y como todos los maestros saben, la mejor manera de asegurarse de conocer algo es tener que enseñarlo). Este método tiene la ventaja añadida de que muestra exactamente lo que los hechos no han incluidos en la memoria a largo plazo para que pueda centrarse más atención en el aprendizaje de ellos en vez de perder el tiempo en reforzar hechos que ya conoce.

Al leer un texto, es útil resumir cada párrafo en el margen. Para ello, debe pensar en lo que está leyendo, reciclar, y actuar como si fuera un maestro explicando. Este sistema de escribir, ver y sintetizar, crea más conexiones neuronales que refuerzan la memoria.

La mayoría de las personas estudian por la tarde, otros por la mañana o la noche, pero la capacidad de memorizar no se ve afectada tanto por la hora del día, como por la capacidad para estar alerta. No obstante, la tarde parece ser el momento más adecuado.

Una vez estudiado hay que acostarse y dormir lo suficiente para consolidar y conservar los recuerdos. Es mucho mejor hacer esto que quedarse toda la noche cansado pensando que los recuerdos estarán más vivos en el examen de la mañana.

CAPÍTULO 11

Complementos naturales

Una mente poderosa tiene que ir acompañada de un cuerpo sano, y para ello es necesario algo de ejercicio no competitivo, dormir seis-ocho horas al día, no tomar drogas o alcohol y comer saludablemente. No obstante, una pequeña ayuda natural en forma de hierbas o complementos a la dieta, ayudarán a potenciar nuestras capacidades mentales.

Estas que le sugerimos ahora son totalmente inocuas, pero si tiene dudas consulte a un experto en medicina natural.

NUTRIENTES

ALIMENTOS DEL CEREBRO

Al igual que cualquier otra parte del cuerpo, el cerebro necesita una buena nutrición para actuar correctamente. Los nutrientes ayudan a las células cerebrales a quemar glucosa -principal combustible- más eficientemente, protegen las células cerebrales del daño oxidativo y forman los neurotransmisores, los mensajeros químicos que las células utilizan para comunicarse entre sí y el resto del cuerpo. Nuestro cerebro quema el 20 por ciento de la energía que usamos todos los días, sobre todo para mantener los gradientes iónicos que permiten el funcionamiento neuronal gracias a la formación de ATP y a un mejor aprovechamiento de la glucosa.

Los estudios sugieren que una dieta saludable, más ciertos suplementos, pueden ayudar a mantener la función cognitiva. La dieta típica mediterránea es un patrón dietético que incluye niveles superiores de pescado, aceite de oliva, frutas, verduras y cereales que se ha encontrado que tienen un efecto protector contra el deterioro cognitivo propio de la edad. Esta dieta proporciona cantidades más altas de ácidos grasos omega-3 procedentes del pescado, ácidos grasos monoinsaturados (de aceite de oliva y otros vegetales), antioxidantes (de frutas y verduras), así como vitaminas del grupo B (de cereales). Todos ellos son beneficiosos para la salud del corazón y el cerebro, especialmente cuando reemplazan a las grasas saturadas y azúcares.

A veces es difícil conseguir los nutrientes necesarios para mantener el funcionamiento del cerebro en niveles óptimos. En esos casos, puede ser necesario complementar la ingesta de vitaminas y dieta con suplementos, incluyendo:

Los antioxidantes

El daño oxidativo a las células del cerebro está fuertemente implicado en la enfermedad de Alzheimer y otras formas de deterioro cognitivo. Se produce por la liberación de moléculas inestables llamadas "radicales libres", que a su vez atacan a las grasas en las membranas celulares y otras estructuras celulares críticas. El cerebro es muy rico en grasas vulnerables a la oxidación.

Ciertos nutrientes, tales como las vitaminas E y C, son antioxidantes con la capacidad de neutralizar los radicales libres, protegiendo así las células y tejidos del daño oxidativo. Por esta razón, los científicos han estado estudiando un posible papel protector de estas vitaminas en el cerebro y el sistema nervioso. Se han encontrado bajos niveles de vitamina E en el fluido cerebroespinal de pacientes con Alzheimer, haciendo este tejido vulnerable a la oxidación. En estudios de laboratorio, las vitaminas E y C, se mostraron eficaces para proteger a las células en este líquido contra la oxidación.

CoQ10

La Coenzima Q10 (CoQ10) es una sustancia que se encuentra naturalmente en el cuerpo y ayuda a convertir los alimentos en energía, comportándose también como un poderoso antioxidante. Algunos investigadores creen que la CoQ10 puede ayudar a mejorar las enfermedades relacionadas con el corazón, ya que contribuye a mejorar la producción de energía en las células, prevenir la formación de coágulos de sangre, y actuar como antioxidante.

Otros compuestos antioxidantes y vegetales, tales como el alfa-lipoico, el ginkgo biloba, la cúrcuma y los polifenoles de las frutas, también aportan beneficios potenciales en la salud del cerebro.

Las grasas

Las grasas no saturadas promueven la salud del corazón y la del cerebro. Estas incluyen **ácidos grasos poliinsaturados** de origen vegetal (aceite de maíz, aceite de cártamo, aceite de soja, girasol) y de origen marino (aceite de pescado, pescado graso, como el atún, el salmón, el arenque) y las grasas monoinsaturadas de alimentos de origen vegetal (aceite de oliva, las nueces de árbol).

Los **ácidos grasos insaturados** son componentes críticos de las membranas celulares neuronales y son necesarios para la producción y el funcionamiento adecuado de los neurotransmisores, los mensajeros químicos. El ácido graso poliinsaturado DHA (ácido docosahexaenoico), a menudo llamado "omega-3", comprende hasta el 50% del total de ácidos grasos en la sustancia gris y se cree que ejercen una influencia importante sobre la composición y la función neural. Mayores ingestas dietéticas de pescado y / o DHA se han asociado con una mejora en la función cognitiva.

Vitaminas

Vitaminas B

Las vitaminas del grupo B, especialmente tiamina, niacina, ácido fólico, vitamina B6 y vitamina B12, están implicadas en la salud del cerebro por ser necesarias para el metabolismo eficiente de la glucosa, principal combustible del cerebro, evitando la demencia.

El ácido fólico, y las vitaminas B6 y B12 están involucradas en el ciclo metabólico que regula la homocisteína, un aminoácido formado durante la descomposición de las proteínas. La homocisteína elevada se ha demostrado que es un factor de riesgo de deterioro de las capacidades cognitivas en los ancianos, así como para la disminución de la memoria y la demencia. También hay una relación entre la enfermedad de Alzheimer y la ingesta inadecuada de vitamina B12, vitamina B6 o ácido fólico.

VITAMINA B-1
Aneurina, Tiamina

Funciones orgánicas:

1. Es un factor importante en el metabolismo de los hidratos de carbono y su carencia provoca aumento de piruvatos y lactatos en la sangre, aunque no es seguro que su deficiencia provoque trastornos en la producción de acetilcolina.

2. Regula las cifras de glucemia favoreciendo el depósito de glucógeno en el hígado y controla el metabolismo del ácido láctico en sangre.

3. Interviene en el ciclo de Kreps.

4. Es un moderador de la actividad de las glándulas endocrinas, especialmente del tiroides y el páncreas.

5. Interviene en la transmisión de los impulsos nerviosos.

6. Regula el peristaltismo intestinal.

7. Su coenzima hace que la glucosa pueda degradarse en gas carbónico y agua y proporcionar energía.

8. Mantiene las funciones intelectuales en buen estado, especialmente la capacidad retentiva, quizá por su acción sobre la acetilcolina.

Fuentes principales:

La encontramos en abundancia en la levadura de cerveza y el germen de trigo, unida al resto de las vitaminas del grupo B, lo que hace de estos alimentos una fuente idónea para cubrir carencias. La levadura de cerveza, además, mantiene la flora intestinal en buen estado y favorece con ello la absorción y metabolización de la vitamina.

VITAMINA B-6
Piridoxina

Funciones orgánicas:

1.   Forma parte de las transaminasas al actuar sobre los aminoácidos glutámico y aspártico y permite realizar la síntesis de los aminoácidos a partir de los hidratos de carbono. También participa en otras reacciones en las que están involucrados la glutamina, la aspargina y el ácido aspártico, facilitando la formación de urea. Su acción sobre

los aminoácidos abarca también a la tirosina, la histidina, cisteína, así como al triptófano y la vitamina PP.

2.   Su coenzima, la codecarboxilasa, interviene en el metabolismo de las proteínas y en forma de fosfato de piridoxal en el metabolismo del sistema nervioso. Su carencia puede ser debida a una disminución del nivel del ácido gamma amino butírico del sistema nervioso, ya que su síntesis se realiza mediante un enzima que precisa el piridoxal 5 fosfato. El codecarboxilasa, a su vez, interviene también como cofermento en el metabolismo de los aminoácidos, siendo también importante en el de los lípidos y la colesterina.

3.   Su papel es importante en el metabolismo cerebral y es necesaria para la formación del grupo de aminas cerebrales que facilitan la transmisión nerviosa, entre ellas la adrenalina, la noradrenalina y la dopamina.

4.   Las necesidades diarias son de 2,0 mg/día en adultos, 10 mg/día en embarazadas y 0,4 mg/día en los lactantes.

Fuentes principales:

Sus mejores fuentes naturales son la levadura de cerveza, el germen de trigo, las verduras y hortalizas, las legumbres (0,1 mg/100 gr), el hígado de mamífero, los plátanos, las patatas (0,14 mg/100 gr) y la leche (0,03 mg/100 gr). También está en los huevos (0,25 mg/100 gr) y el pescado azul (0,45 mg/100 gr).

COLINA

Funciones orgánicas:

1. Se convierte en betaína (un importante donador en funciones de transmetilación) y en forma de acetilcolina es un mediador en la transmisión nerviosa.

2. Previene la acumulación de cantidades anormales en el hígado, aumenta la producción de fosfolípidos, es un factor de crecimiento para el metabolismo de muchos microorganismos y tiene un papel decisivo en las funciones musculares, nerviosas y en la estructura celular, así como en el transporte de los triglicéridos.

3. Forma parte de los fosfolípidos como la lecitina y esfingomielina, por lo que su presencia es imprescindible para las buenas funciones cerebrales y nerviosas.

4. Evita la formación de cálculos biliares y previene la degeneración hepática.

5. Mejora la capacidad intelectual, el aprendizaje y la memoria.

Fuentes principales:

Se encuentra en la mayoría de los tejidos animales (500 mg/100 gr), la yema de huevo (1.700 mg/100 gr), en los cereales (100 mg/100gr) y los vegetales. También en las vísceras, en el hígado, riñón, cerebro y corazón, así como en la levadura de cerveza, la soja, los cacahuetes, los guisantes y el germen de trigo.

Citicolina

La suplementación con citicolina aumenta los niveles cerebrales de acetilcolina y es compatible con la memoria y el rendimiento intelectual en individuos sanos. Algunos estudios han demostrado que la citicolina es también capaz de revertir los cambios relacionados con la edad en las personas con problemas de memoria leves.

Además de su papel en el aumento de los niveles de neurotransmisores, la citicolina aumenta la cantidad de fosfolípidos en las membranas celulares del cerebro y ayuda a proteger contra el daño oxidativo. Esta protección implica que un gran número de células cerebrales no se perderán con el paso de los años.

Su nombre químico es *citidina 5'-difosfocolina* y se comporta como un psicoestimulante, neuroprotector y nootrópico. Químicamente, es un intermediario en la síntesis de fosfatidilcolina a partir de la colina.

Estimula la biosíntesis de los fosfolípidos a nivel de la membrana neuronal y parece ser que consigue una mejoría en la evolución de la hipoxia y la isquemia cerebral. Se emplea en el tratamiento del ictus leve.

Aminoácidos

FENILALANINA

La forma L-Fenilalanina se encuentra en grandes cantidades en el cuerpo humano, casi siempre unida a otras sustancias que también intervienen como neurotransmisores. Por ello, este aminoácido ejerce una importante función para regular la presión arterial y el consumo de oxígeno, los niveles de glucosa en sangre, las pulsaciones cardíacas, el metabolismo de los lípidos y el buen funcionamiento del sistema nervioso y cerebral. Parece ser que ejerce una labor vital en la memoria y la agudeza mental, así como en los reflejos autónomos de defensa.

Funciones orgánicas:

1. Junto a la Tirosina, de la que es precursora, actúa de manera decisiva en los procesos de pigmentación cutánea.
2. Mejora la agudeza mental y la memoria, especialmente en los ancianos.
3. Es un moderador del apetito de media mañana.
4. Regula el metabolismo de las grasas y de la glucosa, contribuyendo así a controlar el sobrepeso.
5. Colabora en la misión de neurotransmisores nerviosos.

6. Ayuda a formar el colágeno y la elastina, actuando, además, como antiinflamatorio en las enfermedades reumáticas.
7. Corrige la dismenorrea y aumenta la libido en ambos sexos.
8. Es un eficaz antidepresivo al estimular la producción de endorfinas y norepinefrina.
9. Actúa como analgésico general.

TRIPTÓFANO

Funciones orgánicas:

1. Aunque su importancia en la dieta apenas si fue tenida en cuenta, la medicina lo usó durante bastantes años para tratar problemas intelectuales, como es la enfermedad de Down y la oligofrenia, unido al ácido glutámico.
2. Es el precursor de diferentes neurotransmisores, entre ellos la serotonina, la cual depende esencialmente de los niveles de triptófano que le lleguen. Estos niveles suelen ser muy bajos (y esto explicaría la gran cantidad de personas que padecen insomnio), ya que están interdependientes a su vez de la cantidad de ácido nicotínico que exista en la dieta, el cual emplea al aminoácido para su síntesis.
3. Sus efectos sobre el psiquismo y el sistema nervioso le llevan a ser también un buen tratamiento contra la

ansiedad, la irritabilidad e incluso la depresión, quizá por su dependencia de otros aminoácidos antidepresivos como la tirosina y la fenilalanina. Juntos constituyen uno de los remedios más eficaces y rápidos que existen para el tratamiento de las crisis depresivas.

4. También sabemos que es útil para tratar trastornos de la conducta, en especial manías o fobias, así como neurosis y neurastenias que hasta ahora solamente se pueden tratar con ansiolíticos.

CREATINA

Los investigadores que estudian la memoria y el rendimiento deportivo simplemente recomiendan tomar creatina, un aminoácido no esencial que se sintetiza a partir de otros aminoácidos. Además de mejorar la memoria y el rendimiento deportivo, la creatina se utiliza para la insuficiencia cardiaca congestiva (CHF), la depresión, el trastorno bipolar, la enfermedad de Parkinson, las enfermedades de los músculos y los nervios, un trastorno ocular llamado atrofia girata, y para el colesterol alto. También se usa para retardar el empeoramiento de la esclerosis amiotrófica lateral (ALS, la enfermedad de Lou Gehrig), la artritis reumatoide, la enfermedad de McArdle y para muchas distrofias musculares.

Se encuentra ampliamente distribuido en la carne y el pescado y disponible en concentrados y cápsulas.

ÁCIDO GLUTÁMICO

Funciones orgánicas:

1. Se puede considerar como un componente esencial de todas las funciones cerebrales ya sea directamente o como precursor de neurotransmisores como el ácido gamma amino butírico.
2. Es importante en la regulación del azúcar y de la tolerancia a la glucosa, participando en el metabolismo de los hidratos de carbono y controlando las necesidades orgánicas de consumir azúcar.
3. Es un desintoxicante cerebral y regula la producción de amoniaco, especialmente cuando hay consumo excesivo de alcohol o drogas.
4. En unión al ácido cítrico interviene en la producción de energía muscular.
5. Participa en todas las funciones cerebrales ligadas a la inteligencia, la capacidad de concentración y la memoria en unión a los fosfolípidos.
6. Mejora la digestión de las proteínas al aumentar la cantidad de ácidos gástricos.
7. Evita la demencia senil.
8. Facilita la acción del ácido fólico y trabaja en sinergia con la vitamina B-6 y ácido pangámico.

9. Participa en la transformación del amoniaco en urea.

ASPARTATO

Funciones orgánicas:

1. Al igual que el ácido glutámico, interviene en la eliminación del amoníaco cerebral.
2. Mejora el aprovechamiento del glucógeno hepático.
3. Potencia el intercambio celular de los minerales sodio y potasio.
4. Evita la excesiva excreción del potasio renal.
5. Participa en la metabolización de otros minerales como el calcio, el zinc y el magnesio.
6. Mantiene las contracciones cardiacas, evitando las arritmias.
7. Regula el nivel de transaminasas hepáticas.
8. Es energético cerebral y muscular.
9. Regula la producción de urea.
10. Actúa en unión a las vitaminas B-1 y B-2 en el buen mantenimiento del sistema nervioso.

Minerales

FÓSFORO

Funciones corporales:

1. Desempeña un papel esencial en la producción de la energía a través de los alimentos al realizar la fosforilación.
2. Junto con el calcio es imprescindible para la formación de huesos y dientes.
3. Al ser un componente de los ácidos nucleicos ADN y RNA, interviene en las características de la herencia.
4. Es componente del fosfato de creatina y del ATP, enzimas productores de energía a partir de la glucosa.
5. Esencial para formar las coenzimas de las vitaminas del grupo B.
6. Forma parte, junto a ciertas grasas, de los fosfolípidos, componente esencial de la membrana celular.
7. Actúa como amortiguador en los líquidos extracelulares.
8. Permite la transferencia de los impulsos nerviosos.
9. Estimula las contracciones musculares y cardiacas.
10. Regula el pH sanguíneo.
11. Controla al sodio, potasio, calcio y magnesio.
12. Se combina con vitaminas tan importantes como la colina y el inositol.

MAGNESIO

Varias regiones del cerebro asociadas con el aprendizaje y la memoria encuentran significativas mejoras en la función sináptica como resultado de la administración de suplementos de magnesio dietético.

Plantas medicinales

DAMIANA
Turnera diffusa

Botánica:
Pertenece a las Turneráceas. Se trata de un arbusto que se encuentra silvestre o cultivado alrededor del golfo de Méjico y que alcanza los 2 metros de altura. Tiene hojas pequeñas, con el envés cubierto de pelusilla y pequeñas flores amarillas.

Partes utilizadas:
Se emplean las hojas.

Composición:
Contiene un aceite esencial con cineol, cimol, pineno, arbutina, tanino, resina, alcaloides y proteínas.

Usos medicinales:
Estimulante del sistema nervioso y hormonal. Es un reputado afrodisiaco tanto en hombres como en mujeres. Es tónico nervioso, cerebral, aumenta la tensión arterial y mejora la memoria. Es ligeramente expectorante y laxante a dosis altas. Tiene sinergia con el ginseng en la frigidez e impotencia, y con el romero en el agotamiento.

Otros usos:
Puede sustituir al té común y es desinfectante.

Toxicidad:
No tiene toxicidad.

ELEUTEROCOCO
Eleuterococus senticosus

Botánica:
Planta de origen ruso, siberiano para más señas, la cual rivaliza en cuanto a eficacia con el ginseng coreano. Tiene como ventaja su menor precio, más que nada porque no son necesarios los seis años de madurez para que las raíces contengan todos los principios activos. En la actualidad se cultiva en grandes plantaciones norteamericanas con un clima más propicio que el ruso.

Partes utilizadas:
Se emplean sus raíces.

Composición:
Eleuterósidos A, B, D E, J, K, L, M.

Usos medicinales:
Estimulante y adaptógeno. Se emplea mundialmente como sustituto del Ginseng para las disfunciones sexuales, como estimulante hormonal y nervioso, así como para mejorar la prostatitis y el sistema defensivo.

Otros usos:
Tiene un ligero efecto antiinflamatorio, mejora la permeabilidad capilar y se le han encontrado acciones positivas en la diabetes y la hipotensión. Es afrodisiaco moderado en mujeres.

Toxicidad:
No tiene toxicidad. No emplear cuando hay fiebre, en la hipertensión, taquicardias o riesgo de infarto.

GINSENG
Panax quinquefolium

Botánica:
Planta aromática de la familia de las Araliáceas de flores amarillas y frutos rojos. La raíz adopta formas caprichosas que se parecen a cuerpos humanos.

Partes utilizadas:
Se emplea la raíz de seis años.

Composición:
Ginsenósidos, panaxósidos, ácido panáxico, saponina, fosfatos, estrógenos y las vitaminas C y B.

Usos medicinales:
Estimulante nervioso, hormonal y muscular, así como hipoglucemiante ligero, antiespasmódico y afrodisíaco. Es la planta medicinal más utilizada en todo el mundo y de la que todavía no conocemos todas sus propiedades. Se emplea con éxito en los decaimientos, agotamiento nervioso, estrés, fatiga intelectual, mala memoria y riego sanguíneo cerebral disminuido. También para corregir los problemas nerviosos y hormonales de la menopausia, para aumentar las defensas inespecíficas, en la disminución prematura de la potencia sexual, como regulador de la presión sanguínea y en las diabetes no estabilizadas.

Otros usos:
No se recomiendan dosis diarias superiores a los dos gramos, aunque se han logrado resultados óptimos en casos de insomnio empleando cinco gramos/día. En el mercado se

encuentran preparados adulterados con azúcar y raíces de menos de seis años.

Toxicidad:
A pesar de que no tiene toxicidad, no hay que sobrepasar la dosis de dos gramos diarios.

GINKGO BILOBA

Los extractos de hojas de ginkgo se ha demostrado que protegen a las neuronas del daño oxidativo y previenen la progresión de la degeneración de los tejidos en pacientes con demencia.

Botánica:
Se trata del único ejemplar de la familia de las Ginkgoáceas. Se le reconocen ejemplares en el Terciario y se le considera un fósil viviente único. Original de China y Japón, en donde era un árbol sagrado que adornaba palacios y templos, ahora está extendido por toda Europa. Tiene un diámetro de 2 metros y alcanza los 30 metros de altura.

Partes utilizadas:
Se emplean las hojas.

Composición:
Antocianinas, flavonoides y ginkgólidos.

Usos medicinales:
Excelente venotónico en varices y hemorroides. Mejora la circulación cerebral, la insuficiencia circulatoria y la

fragilidad capilar, siendo especialmente importante en ancianos.

Se comporta como un poderoso antioxidante, aumentando la cantidad de oxígeno disponible para el cerebro, al mismo tiempo que evita la coagulación excesiva de la sangre. Se cree que el Ginkgo también puede ayudar a mejorar la transmisión de información en las células cerebrales, el tiempo de reacción en pruebas de memoria, siendo especialmente eficaz en los pacientes con Alzheimer.

Otros usos:
Eficaz afrodisiaco por un aumento del volumen sanguíneo en los cuerpos cavernosos del pene, ejerciendo también como un moderado antidepresivo.

Toxicidad:
No tiene toxicidad.

HIPERICÓN
Hypericum perforatum

Botánica:
Se conoce también como *Corazoncillo* o *Hierba de San Juan*. Se trata de un arbusto de la familia de las Gutíferas, de tronco rígido y ramificado de hasta 50 cm de altura. Las hojas dispuestas dos a dos están punteadas de manchitas que se ven al trasluz. Las flores son amarillas con cinco pétalos que simulan una estrella.

Partes utilizadas:
Se emplean las flores y las hojas.

Composición:
Contiene hipericina, hiperósido, rutina, aceite esencial, tanino, flavonoides y quercetol.

Usos medicinales:
Sedante, astringente y vulnerario. Es el mejor antidepresivo natural que existe, sin que tenga efecto excitante. Corrige la ansiedad, las taquicardias y las neurosis. Mejora las funciones biliares, las varices y las neuralgias.

Otros usos:
Externamente es un remedio natural contra las quemaduras, las heridas, contusiones y llagas. Con las flores se prepara un delicioso vino medicinal para combatir los decaimientos.

Toxicidad:
Su grado de toxicidad es bajo, aunque puede ser fotosensible. No tomar el sol cuando se emplea tanto por vía interna como externa.

ROMERO
Rosmarinus officinalis

Botánica:
Abundante en todas las zonas mediterráneas es, sin embargo, una planta que crece con facilidad en cualquier lugar, incluso en climas muy secos. Solamente hay que tener cuidado de los fuertes vientos del norte, por lo que estará mejor al lado de algún muro protector. Si dispone del espacio suficiente alcanzará una altura entre 60 y 120 cm y para ello solamente requiere sol y tierra bien drenada y rica en cal. Sus flores son

de tonalidad violácea y brotan en primavera, aunque no sobreviven a los inviernos rigurosos, salvo la variedad en macetas, mucho más pobre en esencias que la silvestre.

Partes utilizadas:

Se emplean las hojas que se pueden colgar a la sombra en pequeños ramilletes.

Composición:

Acidos caféico, clorogénico y rosmarínico, taninos, resinas, flavonoides, pineno, canfeno, borneol y alcanfor.

Usos medicinales:

Carminativo, hipertensor, colagogo, antirreumático. Una extraordinaria planta comparable al popular Ginseng y que se emplea en decaimientos, hipotensión insuficiencia biliar, amenorrea y espasmos digestivos. Mejora la memoria, estimula el sistema nervioso y tiene efectos contra el exceso de colesterol.

Otros usos:

Externamente es un buen remedio contra la calvicie, las heridas y la dermatitis seborreica. Es antiparasitario, antineurálgico y antirreumático local.

Toxicidad:

No tiene toxicidad. No emplear la esencia en prostatitis o embarazo.

TÉ VERDE
Camelia sinnensis

Botánica:

El té pertenece a la familia Teácea. Es un pequeño árbol perenne que puede llegar a medir 5-10 m de alto en estado salvaje, aunque cuando se cultiva no suele sobrepasar los 2 m de altura. Sus lanceloladas y agudas hojas son de color verde oscuro, se disponen alternas y miden generalmente entre 5-10 cm de largo por 2-4 cm. de ancho; una de las características que tienen estas hojas es que son dentadas en sus 2/3 partes superiores. La parte de la planta empleada con fines terapéuticos son las hojas. Tiene unas delicadas flores de color blanco crema o rosáceo, que desprenden un agradable aroma. Son pequeñas y se disponen de forma solitaria o en grupos de 2 o 3 flores.

Recolección:

Para que el crecimiento del té sea óptimo, requiere suelos bien drenados, ricos en materia orgánica y con un pH ligeramente ácido. En cuanto a la temperatura, lo ideal es que oscile entre 14-27°C (aunque es un árbol de hoja perenne, no tolera las heladas). Necesita sol y abundante agua.

Composición:

Polifenoles.

Partes utilizadas:

Las hojas.

Usos medicinales:

Posee propiedades antioxidantes, anticancerígenas, antiinflamatorias, termogénicas, probióticas y antimicrobianas. Se emplea en la distrofia muscular, las cardiopatías, y para frenar el desarrollo de los tumores en general al inhibir la acción de la uroquinasa. Activa la enzima telomerasa, responsable del envejecimiento.

Toxicidad:
Las propias de la cafeína.

TOMILLO
Thymus vulgaris

Botánica:
Arbusto pequeño de estatura no superior a los 25 cm y el doble de anchura, que crece espontáneamente por laderas y terrenos aparentemente áridos y pedregosos, aunque debe estar bien drenado y rico en cal. Perteneciente a la familia de las Labiadas, tiene hojas grisáceas y flores rosadas o violáceas que brotan en verano.

Recolección:
Para plantarlo deberemos buscar un terreno arenoso, cubrirlo y trasplantarlo posteriormente al lugar definitivo en la época de calor. Si dividimos las raíces o utilizamos esquejes, estos deberán tener unos 5 cm y contener alguna yema del tallo original.

Partes utilizadas:
Las flores se recogen de junio a agosto en tiempo soleado y seco.

Composición:
Linalol, terpineol, timol, geraniol, carvacrol, flavonoides y ácidos fenólicos.

Usos medicinales:

Es el mejor antibiótico natural disponible. Es estimulante, balsámico, carminativo. Eficaz en infecciones de vías respiratorias, especialmente amigdalitis, enfisema, bronquitis y tos irritativa. Insuficiencia biliar, digestiones lentas, gases intestinales, parásitos y falta de apetito. Estimulante nervioso y cerebral, cansancio. Externamente para curar infecciones de piel, vaginitis, estomatitis y contra la caída del cabello.

Otros usos:
Es el antibiótico de elección en la homeopatía, reforzando incluso el sistema inmunitario e impidiendo las recidivas.

Toxicidad:
No tiene toxicidad.

VINCAPERVINCA
Vinca minor

Botánica:
De la familia de las Apocináceas, esta planta herbácea, de tallos erectos y flores de color azul violeta, tiene hojas opuestas y frutos ovales rellenos de semillas duras. Se encuentra en los bosques y lugares frescos.

Parte utilizadas
Se emplean las hojas.

Composición:
Carotenos, tanino, vincina y vincósido. La raíz, vincamina, isovincamina y vincaminina.

Usos medicinales:
Vasodilatador cerebral, hipotensora y protector vascular, en especial para los problemas de circulación cerebral, mejorando incluso la función de los pequeños vasos sanguíneos. Hipertensión moderada, arteriosclerosis, acúfenos, vértigos y fragilidad capilar. Tiene sinergia con el Ginkgo Biloba y el Espino blanco.

Otros usos:
Estimula la menstruación.

Toxicidad:
Su grado toxicidad es bajo. Contraindicado en tumores cerebrales.

Suplementos

DMAE

El dimetilaminoetanol o dimetiletanolamina, es un compuesto que se utiliza para optimizar la salud del cerebro y reducir el deterioro cognitivo. También puede aumentar los niveles de la acetilcolina, que ayuda con la memoria y otras funciones cognitivas.

En estado natural se encuentra en peces como las anchoas y sardinas.

Puesto que puede actuar como un antioxidante dentro de la estructura de las células, se conoce por proteger las neuronas de los efectos nocivos de la oxidación.

El DMAE también se utiliza para aumentar el rendimiento atlético, el estado de ánimo, y tratar los síntomas de la depresión.

Refuerza la función cerebral, la memoria y la concentración, a la vez que estimula la actividad neuronal. Refuerza la producción de neurotransmisores. Función anti-envejecimiento.

LECITINA

La lecitina es un compuesto graso rico en fósforo, o más exactamente, tiene la composición de una grasa, solo que los ácidos que esterifican la glicerina están constituidos por un radical fosfato unido a una base de nitrógeno.

La podemos encontrar en mayor cantidad en la yema de huevo, pero, además, abunda en los aceites de soja, de girasol, en el aceite de algodón, en el pescado, en el hígado y por supuesto formando parte de la estructura de todas las células orgánicas. Está presente en el plasma sanguíneo y en los hematíes de la sangre. También la podemos localizar en el cerebro, los tejidos nerviosos, en el riñón, el hígado, el corazón y formando parte de la bilis.

Funciones corporales:

1. Tiene la facultad de ser emulsionante de las grasas, es decir, hace que las grasas sean ligantes con el agua. Esta interesante propiedad favorece la digestión de las grasas, deshace los grumos y acúmulos de grasa y colesterol,

favoreciendo, además, la penetración de estas sustancias al interior de las células y su consiguiente combustión.

2. Es un componente de la membrana celular y su ingestión en el organismo se traduce en una acción rejuvenecedora.

3. Otra característica importante a tener en cuenta es que este compuesto es rico en fósforo orgánico de fácil asimilación, el alimento ideal para el cerebro. Todas las personas que desarrollan trabajos intelectuales tienen un desgaste mayor de fósforo que aquellas que realizan trabajos manuales, por lo que es muy recomendable que estas personas tomen lecitina a diario para proporcionar a su cuerpo el fósforo que pierden mediante su trabajo intelectual.

4. Debido a la particular constitución del cerebro y la médula espinal, es aconsejable que las mujeres embarazadas tomen suplementos que aseguren el suficiente aporte de grasas poliinsaturadas y fósforo, indispensables ambos para la buena formación del bebé.

FOSFATIDILSERINA

La fosfatidilserina (PS) es un miembro de los fosfolípidos de la membrana celular especialmente abundante en el cerebro. Debido a su presencia en el cerebro, los efectos del PS en el sistema nervioso central han sido ampliamente investigados. Varios estudios clínicos en los EE.UU. y Europa han demostrado que la PS mejora la función cognitiva de las personas mayores, incluidos los pacientes de Alzheimer y las personas con pérdida de memoria asociada a la edad.

La fosfatidilserina derivada de soja (soja-PS) es un elemento por la reacción enzimática con la L-serina. Un estudio doble ciego, controlado y aleatorizado, se llevó a cabo para investigar los efectos de la soja-PS en las funciones cognitivas de los sujetos japoneses ancianos con problemas de memoria. Los resultados de las pruebas neuropsicológicas se incrementaron de manera similar en todos los grupos, incluyendo el grupo placebo. Sin embargo, en los sujetos con una baja puntuación al inicio del estudio, las puntuaciones de memoria en los grupos tratados con PS se incrementaron significativamente en contra de la línea de base, mientras que los del grupo placebo se mantuvo sin cambios. En conclusión, la soja-PS utilizada en este estudio se considera que podría mejorar las funciones de la memoria de las personas mayores con problemas de memoria.

Para aclarar si la soja-PS es beneficiosa para la función cognitiva de las personas mayores, se realizó una prueba durante 12 semanas de tratamiento (300 mg / día) en las personas mayores con deterioro leve de la memoria y todas mejoraron su puntuaciones en la versión revisada de la escala de demencia de Hasegawa, una prueba general que se utiliza para el diagnóstico de demencia en Japón. El período de tratamiento de la soja-PS se establece en 6 meses, con un periodo de seguimiento adicional de 3 meses.

A lo largo del periodo de prueba, no se observó ningún evento adverso. Tampoco hubo cambios clínicamente significativos en los parámetros hematológicos de sangre y biológicos en todos los grupos.

El efecto de la soja-PS fue dominante en la lista de pruebas de memoria verbal y se ha demostrado que es también eficaz en la lista de palabras de recuerdo. Se sugiere que la soja-PS es efectiva para el tratamiento de la etapa más temprana de la demencia.

Algunos estudios farmacocinéticos muestran que la vía oral administrada de PS puede ser absorbida y transportada al cerebro a través de la barrera hematoencefálica
Otro estudio ha demostrado que la administración oral de soja-PS mejoró el deterioro de la memoria en personas de edad avanzada, sugiriendo la implicación de la transmisión colinérgica, metabolismo de la energía o el estado de potencial de la membrana de las células nerviosas en el mecanismo de acción PS. Las propiedades anti-oxidantes y / o anti-inflamatorias de la PS pueden ser importantes para su mecanismo nootrópico.

Conclusiones:
La administración oral de soja-PS durante 6 meses mejoró la función de memoria,   en los ancianos con problemas de memoria. Este efecto se observó igualmente tanto a dosis bajas (100 mg / día) y dosis alta (300 mg / día). También se confirmó la seguridad de la soja-PS. Como efecto diferido se piensa que en las funciones cognitivas con discapacidad en las primeras etapas de la demencia, la PS puede servir como

complemento deseable para prevenir el desarrollo de la demencia en las personas con problemas de memoria.

L-ACETIL-CARNITINA

Los ácidos grasos no pueden simplemente entrar en una mitocondria, y deben hacerlo mediante moléculas de carnitina, un aminoácido cuya principal papel es transportar los ácidos grasos cuando se necesitan.

La Carnitina (que técnicamente se llama L-carnitina) no es uno de los 20 aminoácidos que se encuentran comúnmente en las proteínas de nuestros alimentos. Sin embargo, está presente en todas las células de nuestro cuerpo, lo mismo que la lisina y metionina.

El problema es que nuestros niveles de carnitina declinan con la edad, como es el caso de muchos otros compuestos biológicos importantes. El suplemento nutricional acetil L-carnitina, consigue entrar en el interior de las células mejor que la propia carnitina.

En un estudio sobre la capacidad para ayudar a los pacientes con deterioro cognitivo leve o leve de la enfermedad de Alzheimer, se administraron durante 3 a 6 meses dosis de 1.500 a 3.000 mg por día; el suplemento fue bien tolerado en todos los estudios. El número total de pacientes incluidos en los estudios fue 1.479, de los cuales 1.204 siguieron hasta el final y estaban disponibles para el análisis, siendo la edad promedio de 72 años, y el 59% eran mujeres.

El estudio controlado con placebo, encontró una ventaja significativa para la L-acetil-carnitina en comparación con el placebo, con una mejora en las pruebas psicométricas sobre la memoria y las funciones intelectuales.

No es irrazonable pensar que estos resultados positivos podrían deberse, al menos en parte, a la función de la carnitina en la mejora de la producción de energía mitocondrial en las células del cerebro. Es lógico, después de todo, que cuanto mejor estén funcionando las células individuales del cerebro, mejor estará el cerebro como un todo.

Irónicamente, la principal fuente de radicales libres es el metabolismo energético celular, el proceso que hace posible la vida, yesto se produce en la mitocondria. Por lo tanto, el daño mitocondrial está fuertemente implicado en el envejecimiento, lo que refuerza la idea de que la L-carnitina complementaria pueden ser beneficiosa en el retraso de este proceso.

La L-carnitina complementaria es más eficaz cuando se emplea acompañada por el ácido lipoico (también llamado ácido alfa-lipoico), un inusual tipo de ácido graso.

L-5- HYDROXYTRYPTOPHANO (5-HTP)

El 5-hidroxitriptófano (5-HTP) es un producto químico que el cuerpo produce a partir del triptófano (un aminoácido esencial, que se obtiene de los alimentos). Después el triptófano se convierte en 5-HTP, y el producto químico se cambia a otra sustancia llamada serotonina (un neurotransmisor, que transmite señales entre las neuronas). Los suplementos dietéticos de 5-HTP ayudan a elevar los niveles de serotonina en el cerebro y puesto que la serotonina ayuda a regular el estado de ánimo y el comportamiento, el 5-HTP puede tener un efecto positivo sobre el sueño, estado de ánimo, la ansiedad, el apetito, y la sensación de dolor.

El 5-HTP se hace de las semillas de una planta africana llamada Griffonia simplicifolia.

Se emplea en problemas de memoria asociados a:

Depresión

Algunos estudios indican que el 5-HTP puede trabajar, así como ciertos medicamentos antidepresivos, para tratar a personas con depresión leve a moderada. Al igual que la clase de antidepresivos conocidos como inhibidores selectivos de la recaptación de serotonina (ISRS), que incluye la fluoxetina (Prozac) y la sertralina (Zoloft), el 5-HTP aumenta los niveles de serotonina en el cerebro.

Fibromialgia

Tres estudios han sugerido que el 5-HTP puede mejorar los síntomas de la fibromialgia, como el dolor, la ansiedad, rigidez matutina y la fatiga. Muchas personas con fibromialgia tienen niveles bajos de serotonina, y los médicos a menudo recetan antidepresivos.

Insomnio

En un estudio, las personas que tomaron 5-HTP se durmieron más rápido y durmieron más profundamente que los que tomaron placebo. Estos investigadores recomiendan 200 a 400 mg por la noche para estimular la serotonina, pero puede tardar 6-12 semanas para ser plenamente eficaz.

Migrañas y dolores de cabeza

Los antidepresivos se prescriben a veces para la migraña. Algunos estudios sugieren que las dosis altas de 5-HTP pueden ayudar a las personas con varios tipos de dolores de cabeza, incluyendo las migrañas.

Obesidad

Otros estudios han examinado si el 5-HTP puede ayudar a las personas a perder peso. En un estudio, los que tomaron 5-HTP comieron menos calorías, a pesar de que no estaban tratando con la dieta, en comparación con aquellos que tomaron placebo. Los investigadores creen que el 5-HTP condujo a la gente a sentirse más llenos (saciedad) después de comer, por lo que comían menos.

Un estudio de seguimiento, que comparó 5-HTP con el placebo durante un período de dieta y no dieta, se ha encontrado que los que tomaron 5-HTP perdieron aproximadamente el 2% del peso corporal durante el período de no-dieta y el otro 3% cuando se pusieron a dieta.

Los profesionales sanitarios recomiendan generalmente 50 mg de 5-HTP tomado 1-3 veces al día.

Los efectos secundarios del 5-HTP son generalmente leves y pueden incluir náuseas, acidez, gases, sensación de saciedad, y otras ligeras sensaciones en algunas personas. No se debe tomar junto con antidepresivos.

S-ADENOSILMETIONINA

La S-adenosilmetionina (SAM) es un compuesto natural que se encuentra en casi todos los tejidos y fluidos en el cuerpo. Está implicada en muchos procesos importantes y juega un papel en el sistema inmunológico, mantiene la integridad de las membranas celulares, y ayuda a producir y descomponer sustancias químicas del cerebro, como la serotonina, la melatonina y la dopamina. Trabaja con la vitamina B12 y el ácido fólico (vitamina B6), por lo que la deficiencia   en cualquier vitamina B12 o folato puede reducir los niveles de SAM en el cuerpo.

Numerosos estudios científicos han demostrado que la SAM ayuda a aliviar el dolor de la osteoartritis, y otros estudios sugieren que también es eficaz en la depresión. Los investigadores también han examinado el uso en el tratamiento de la fibromialgia y enfermedades del hígado, con resultados mixtos.

Una serie de ensayos clínicos bien diseñados muestran que puede reducir el dolor y la inflamación en las articulaciones, y los investigadores creen que también puede promover la reparación del cartílago, aunque no tienen claro cómo o por qué funciona esto. En varios estudios a corto plazo (entre 4 - 12 semanas), suplementos de SAM fueron tan eficaces como los fármacos antiinflamatorios no esteroides (AINES) para disminuir la rigidez matinal, disminuir el dolor, reducir la inflamación, mejorar el rango de movimiento, y el aumento de ritmo de marcha. Puede ser eficaz para reducir los síntomas de la fibromialgia -incluyendo dolor, fatiga, rigidez matutina y la depresión.

El SAM no se encuentra en los alimentos. Es producida por el cuerpo a partir del ATP y el aminoácido metionina.

Hay que comenzar por tomar una dosis baja (por ejemplo, 200 mg al día) y aumentar poco a poco ayuda a evitar el malestar estomacal.

Las personas con trastorno bipolar (maniaco depresivo) no deben tomar SAM ya que puede empeorar los episodios maníacos.

L-THEANINA

La L-theanina es un aminoácido no esencial que se encuentra en el té verde (Camellia sinensis) con propiedades neurológicas conocidas. Los beneficios reportados incluyen la relajación mental y física, mejora de la memoria y la atención, disminución del estrés y la inmunidad acrecentada.

Es un análogo del ácido glutámico con semejanzas químicas con el neurotransmisor inhibidor ácido γ-aminobutírico (GABA) y el neurotransmisor excitatorio glutamato, promoviendo un equilibrio saludable de los neurotransmisores principalmente a través de sus efectos inhibitorios.

El mecanismo subyacente de la L-theanina es aumentar los niveles de neurotransmisores inhibitorios, así como actuar directamente para bloquear el exceso de producción de neurotransmisores excitatorios.

Los efectos de la L-theanina son paralelos al papel del neurotransmisor GABA, la regulación de una delicada interacción entre la excitación y la inhibición. Estas señales inhibitorias son esenciales para la regulación del estado de ánimo, la memoria, la atención y la relajación en nuestro marco cognitivo.

L-theanina afecta a la actividad cerebral oscilatoria alfa-banda. Un efecto psicoactivo fuerte de L-theanina, es específicamente en la atención visual, mejorando la memoria, la atención, y es sinérgico con cafeína.

Un estudio doble ciego, controlado con placebo demostró que un extracto de té verde que contiene L-theanina mejora la cognición en las personas que tienen dificultades para concentrarse.

La investigación actual muestra que la combinación de L-theanina y cafeína produce un efecto sinérgico en los procesos cognitivos.

Un factor neurotrófico derivado del cerebro el BDNF, un péptido secretado para ayudar a la supervivencia de las neuronas existentes y promover el crecimiento de nuevas neuronas, pertenece a una clase de factores de crecimiento, proteínas secretadas que son capaces de enviar señales a algunas células para que sobrevivan, se diferencien, o crezcan. Se conocen como factores neurotróficos, que son capaces de señalizar células para que sobrevivan, se diferencien o crezcan. Se ha demostrado que el ejercicio y la cafeína aumentan la expresión de BDNF y en los experimentos con L-theanina encontraron que una dosis única puede aumentar los niveles de BDNF en el hipocampo, un área del cerebro importante para el aprendizaje y la memoria.

Los beneficios para la salud y los efectos sobre la cognición de L-theanina incluyen la relajación, el estado de alerta, mejoras de memoria, aumento de la atención, aumento de la inmunidad, y neuroprotección a largo plazo. En última instancia L-theanina promueve un equilibrio de excitación en las regiones del cerebro importantes. Además, puede estimular la producción de factores neurotróficos, tales como BDNF, para disminuir la ansiedad y el estado de ánimo, y ayuda a mantener el sistema inmune fuerte.

Una dosis baja de cafeína en combinación con L-theanina proporcionará los máximos beneficios cognitivos.

La dosis típica de L-theanina que se utiliza es entre 200-250 mg.

HUPERZINA A

La Huperzina A es una sustancia purificada a partir de una planta y se le conoce también como selagine. Se utiliza para la enfermedad de Alzheimer, mejorar la memoria y el aprendizaje, y el deterioro de la memoria relacionado con la edad. También se utiliza para el tratamiento de una enfermedad muscular llamada miastenia gravis, para aumentar el estado de alerta y la energía, y para la protección contra los agentes que dañan los nervios tales como gases nerviosos. Provoca un aumento en los niveles de acetilcolina, uno de los productos químicos que los nervios utilizan para comunicarse en el cerebro, los músculos, y otras áreas.

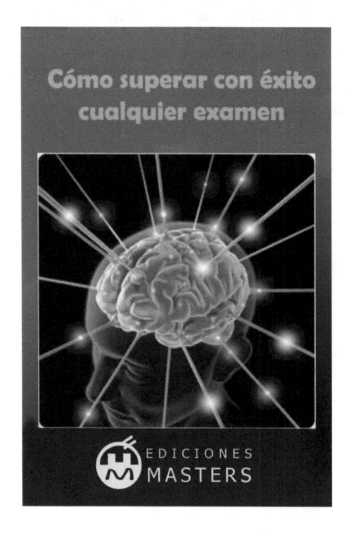

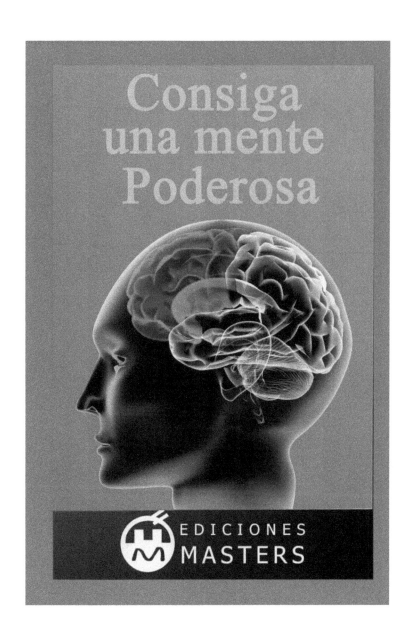

Consiga una mente Poderosa

EDICIONES MASTERS

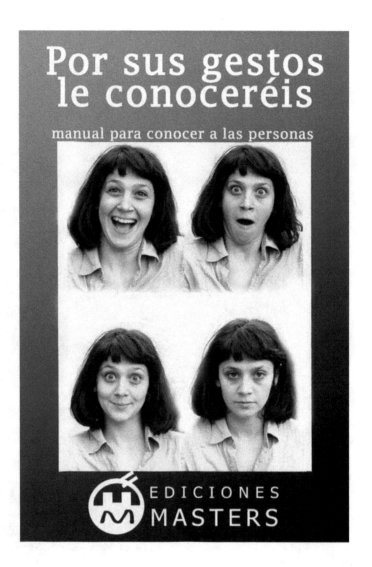

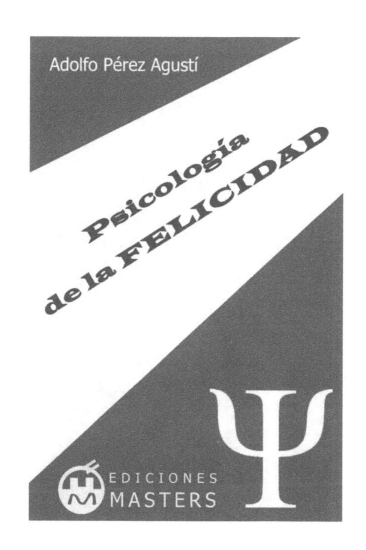

Adolfo Pérez Agustí

Psicología de la FELICIDAD

EDICIONES MASTERS

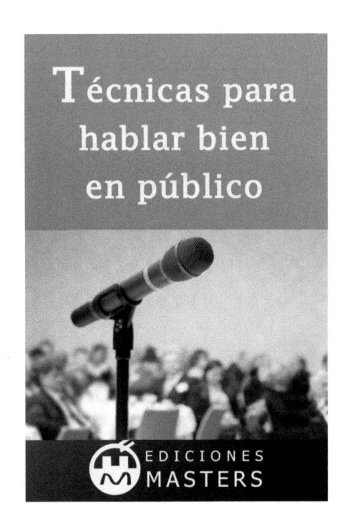